U0060152

大都會文化

大都會文化
METROPOLITAN CULTURE

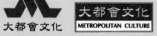

養生
腎為本

疲勞的本質是衰老，衰老的本質是腎虛
身體靠養，健康要顧，一切由腎開始！

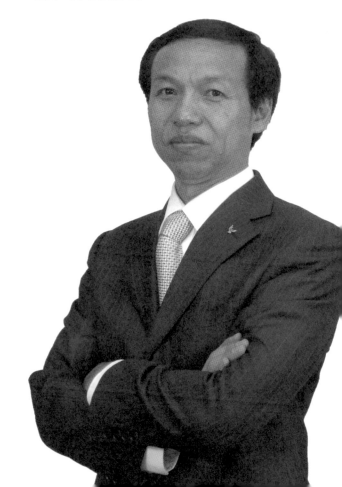

腎虛是可以延緩的

（代序）

「疲勞的本質是衰老，衰老的本質是腎虛。」——這是我對腎虛的觀點。我可以肯定地告訴大家，每個人都會腎虛。

人的生命過程是由腎氣的變化所主宰，隨著腎氣由弱到強，再由盛轉衰，由衰而亡，人生將經歷生、長、壯、老、死的自然過程。

比如，在女人的一生中，以七歲為一個生理階段。七歲左右會換牙；十四歲左右會來月經，性發育基本成熟，具備了生育能力；二十一歲左右發育充分；二十八歲左右發育完全，最具有女性的魅力；三十五歲左右開始面色憔悴，掉頭髮；四十二歲左右頭髮開始白了，面容憔悴明顯；四十九歲左右月經紊亂或停經，喪失生育能力。男人的生理變化與女人相似但稍晚，是以八歲為一個生理階段。這些變化都是因為腎氣的變化而引起，這在《黃帝內經》中記載得很清楚。女人三十五歲掉頭髮，四十二歲白頭髮，四十九歲停經失去生育能力，這就是腎虛逐漸加重的結果。隨著年齡增加，人體肯定會衰老，而衰老就是腎虛的表現。換句話說，每個人都肯定都會衰老，因此，每個人都肯定會腎虛。六十歲時頭髮白了，性功能減退了，這是腎虛的表現，但大家都認為這很正常，因為這符合自然規律。但如果你在三十多歲，甚至二十多歲的時候就白了頭髮，性功能減退了，那就是早衰了，也就是腎虛得太早了。有的人在九十歲時頭髮也不白，而前些天有一則消

息說，有一位一百三十七歲的壽星，在一百歲以後還有規律的性生活，可見衰老是可以延緩的，也就是說，腎虛是可後延的。由此可見，補腎就具有了重要的意義，可以防止早衰和延緩衰老，提高生活品質，延長壽命。

因為腎在人的生命過程中具有如此重要的地位，所以被稱為「先天之本」；因為腎虛對生命過程的影響是如此重大，所以養生以腎為本；因為腎虛是如此不可避免，所以我想清楚地告訴大家，怎麼及早地發現腎虛，腎虛了該怎麼辦。這就是我寫這本書的目的。

腎虛並不可怕，可怕的是過早腎虛；腎虛雖然不可避免，但腎虛是可以延緩的。

願大家讀《養生腎為本》，頤養天年，咸登壽域！

肖相如

2010 年 12 月

於北京中醫藥大學

目錄

Chapter 03

未病先防
找出病因，防微杜漸

目錄

Chapter 04

凡事預則立
關於養腎、補腎的幾個必知

Chapter 05

用好養腎的經絡和穴位
敲腎經，用穴位

Chapter 08

濟世有良方
鼎鼎大名的補腎中成藥

Chapter 09 生活中的養腎細節
小方法，大健康

Chapter
10

腎虛所致常見病症
居家預防與簡易治療

腎在生命中的地位

先天之本

「腎的作用貫穿生命始終，
對腎的養護也貫穿人的一生。」

腎是身體裡的「米缸」

一說到腎，大家可能會先想到豬腰子，用豬腰子做菜很多人都愛吃，尤其是一些男士，很喜歡這一味。當然也有人把人的腎稱為腰子，人的腎有兩個，在腰部脊椎兩側各有一個。這兩個腎是人身體的具體器官，是看得到摸得著的東西，側重於西醫的概念，是解剖學裡面所說的腎。我們日常生活中提到的腎炎、腎功能衰竭、腎小球等，都與這兩個腎有關。

我們這本書裡要探討的腎，指的是中醫概念裡的腎，與西醫概念裡的腎有很大的不同。

中醫所說的腎不僅包括被稱為腰子的腎臟器官，還包括被稱為先天之本的生命系統，它對人的生命具有重要意義，涵蓋了人的生殖、泌尿、神經、骨骼等各個系統，起著調節人體功能、為生命活動提供「基本物質」、「原動力」的作用。

說到中醫概念裡的腎，很多人可能缺乏瞭解，但一提到「腎虛」這個詞，估計沒有人不知道。中國人有著很深的補腎情結，無論是男人還是女人，都很在意自己是不是有腎虛的問題，也很關注補腎的方法。依我的觀察，雖然大家都很關注腎虛問題，但人們對腎及腎虛的概念理解還是有偏差的，很多人簡單地把腎與性功能、生殖功能對應，以為腎虛就是性功能不好，補腎就是壯陽，這其實大大縮小了腎的功能範圍。

人體有五臟六腑，它們有分工，有合作，各司其職。如果讓我打個比方，用一個形象概念來說清楚腎對人體的作用，我覺得挺適合把腎比作人體裡的米缸。你看，居家過日子，只有吃得飽、吃得好，一家人才能安居樂業。吃得飽，孩子才能安心學習；吃得飽，年輕人才有精力工作；吃得飽，老年人才能放心地安享晚年……如果溫飽問題難以解決，甚至家裡鬧饑荒，不僅家人的幸福無從談起，恐怕家人的生命保障都岌岌可危。腎就是身體裡的米缸，腎中所藏精氣是維持氣命活動、生長發育的基本物質，只有米缸裡有足夠的糧食，身體這個大家庭才能健康和睦、興盛不衰。

腎的作用貫穿生命始終，對腎的養護也應貫穿人的一生。生活裡，人們常常有精神委靡、腰膝痠軟、頭昏耳鳴、畏寒怕冷、脫髮白髮、抵抗力差、疲憊不堪、失眠健忘、性功能不好、水腫等問題，還有很多慢性病把人折磨得痛苦不堪，又遲遲不能痊癒，為什麼呢？很重要的一個原因就是腎虛。所以，養生必須重視對腎的養護。

腎對人的生命有哪些重要意義？如何判斷自己是否有腎虛問題？日常生活中如何養腎護腎？……聽我慢慢說來。

腎對生命有什麼意義

｜主藏｜腎是儲存生命基本物質的「倉庫」

生、長、壯、老、死是每個人都要經歷的生命過程，這個過程與自然界的生、長、化、收、藏相對應，而每一個過程，也與五臟對應。在五臟裡腎是屬水，在自然界的生、長、化、收、藏中，與藏的過程相對應。

在中國傳統文化裡面，時間和方位是相統一的，有了方位也就有了時間。比如現在是冬天，對應的方位就是北方。在季節上冬天是寒冷的，在方位上北方也是寒冷的。冬天的寒冷與北方的寒冷有一個共同的特徵就是藏。冬天和北方在臟腑裡對應的就是腎臟。因此說腎是主收藏的。

為什麼要藏呢？藏對生命有什麼重要意義呢？

中醫認為先天賦予生命的基本物質都是有一定限度的。按照《黃帝內經》的觀點，人如果正常工作和生活的話，活到一百歲是沒有什麼問題的。對於此，《黃帝內經》中說：「上古之人，春秋皆度百歲，而動作不衰。」意思就是上古的人都能活到一百歲，而且動作都還比較敏捷。當然，這需要有一個前提條件，就是按照正常的生活規律去生活。

不管是生活還是工作，都要消耗我們體內的生命基本物質。因為我們的生命物質不斷被消耗，因此要不斷進行補充。補充進來的物質需

要藏起來，以維持我們生命活動的需要。物質最終藏在什麼地方呢？就藏在腎之中。所藏的物質中最重要的是什麼呢？**最重要的就是精氣，包括先天之精，也包括後天之精。**

　　腎藏精和季節、方位都是相關聯的。冬天之後，生命跡象都是收藏。比如很多動物都藏到地下進行冬眠；很多植物春天、夏天生長得很旺盛，生命是向外的，但到了冬天地上部分都會枯萎，這實際上就是收藏的表現。所有自然界的生命物質到了冬天的時候都會收藏起來，藏得越好，精氣越充足，來年生命力也就越旺盛。如果在冬天時精沒有藏好的話，那麼到了第二年春天的時候就容易生病。對於此，《黃帝內經》中記載「冬傷於寒，春必病溫」，「藏於精者，春不病溫」。

　　腎可以說是儲存人體基本生命物質的倉庫，這個倉庫建得越大、功能越完備，儲存能力就越強，在人體需要時可以提供的物質就越多，人體自然就越有保障。這是一個簡單的邏輯關係，大家都能想明白。所以，從儲存生命基本物質的角度來看，養生應該養好腎。

| **主性與生殖** | 腎好，性功能就好，生殖能力就強

　　腎和性功能以及生殖之間的關係，估計中國人都知道。很多人都有這樣一種主觀印象：一說到某人腎虛，很快就聯想到他是不是性功能不好，或者生殖能力有問題，甚至很多人把腎虛與性功能障礙簡單地等同起來，這是人們對腎虛的錯誤認識。雖然腎功能不等於性功能或者生殖功能，但腎主性和生殖這一功能的確是實實在在存在的。

　　腎和性與生殖有什麼關係呢？

　　大家都知道，腎主藏，生命的基本物質——**先天之精就儲藏在腎中。**先天之精也稱**生殖之精**，是生殖活動的物質基礎，所以腎與生殖活動密

切相關，腎好，生殖能力才會強。

我們人體的生命過程是隨著腎氣的變化而變化，人從生命形成到降生、成長、衰老，直到死亡，這個過程與腎氣的盛衰變化有密切關係。人生下來之後，生命體剛剛形成，生命力是很弱的，隨著腎氣的充盛，生命力得以增強。**人的生命力增強，有一個很重要的標誌就是性發育的逐漸成熟。**所以在《黃帝內經》的《素問‧上古天真論》中說：「女子七歲，腎氣盛，齒更髮長；二七天癸至，任脈通，太衝脈盛，月事以時下，故有子…；丈夫八歲，腎氣實，髮長齒更；二八，腎氣盛，天癸至，精氣溢瀉，陰陽和，故能有子。」這表明性功能是由於腎氣充盛才成熟的，因此人的腎氣衰微，相應的性功能自然不好。

現在很多人患有性功能和生殖方面的病症，如男子的陽痿、早洩、遺精、不育等問題；女性的月經不調、不孕等問題，很重要的一個原因就是腎虛。要從根本上解決問題，就應該關注腎的健康。

| 主骨 | 骨骼的生長與強壯靠腎精滋養

人體骨骼的生長與家裡無土栽培的花草有點像：你看，一個花盆，裡面放幾個小石塊，把花草放進去，然後澆上營養液，花草就可以正常生長了，骨骼也是一樣，它的生長和強壯也需要「營養液」的滋養，這個「營養液」就是骨髓。

骨骼的營養源於骨髓，而骨髓是由腎精所化生的。所以腎精充足，骨髓才會充足，骨骼的營養才會充足，骨骼才會強壯。所謂「腎主骨」，原理大致就是這樣。與骨骼相關的健康問題多與腎虛有關，比如骨質疏鬆、骨痛、粉碎性骨折這些疾病多發生於老年人，為什麼？不就是老年人腎氣衰弱，身體裡的「營養液」不夠充足，難以給骨骼提供足

夠的營養嗎？

《黃帝內經》中還有一種說法叫「**齒為骨之餘**」。我們的牙齒是外在的骨頭。牙齒的好壞反映了骨骼的好壞，也反映了腎氣的盛衰。如果腎氣虛了，牙齒就會出現鬆動、脫落的問題。老年人牙齒容易脫落，就是腎氣虛弱的表現。

｜主水｜腎是人體水液代謝的「總開關」

人每天都會喝很多水，水喝進肚子裡後，首先要輸送到各個器官供人體使用，使用不了的經代謝系統排出體外，這就是人體水液代謝的大致過程，在這個過程中，腎就是個「總開關」，它對水的控制大約有幾個過程。

第一個過程就是**對水進行氣化**。水喝進去之後通過腎陽的溫化、蒸化，連同其他各個臟腑的參與，將水輸布到全身的各個部分供人體利用。

第二個過程就是**對水的排泄**。水被利用後需要排出去，當然水不能全部排出去，這就涉及了**腎的固攝功能**——需要把水排出體外的時候，腎這個「總開關」就會打開，比如排尿、排汗等；需要把水留在體內的時候，腎這個「總開關」就會關上，比如憋尿的時候。一旦腎這個「總開關」出現問題，該打開的時候打不開，身體裡的水液不能正常代謝到體外，多餘的水留存在體內，人就會出現水腫等問題；相反，該關上的時候關不上，人體不能固攝水液，人就會出現遺尿、尿失禁等問題。所以，生活中很多與水液代謝相關的問題，如水腫、排尿問題，都與腎密切相關。

| 主納氣 | 人體的呼吸運動不能沒有腎的參與

人活一口氣，指的是呼吸之氣。呼吸之氣對人體是十分重要的，是人生命活動的一種體現。人的呼吸之氣雖然是由肺所主，但呼吸的過程卻離不開腎的參與。

在呼吸的過程中，**肺主的是呼氣，腎主的是納氣。**也就是說，呼氣是肺的功能，吸氣是腎的功能。有一些唱歌的人，經常練氣使聲音從丹田發出，以保證聲音飽滿，實際上練的就是腎主納氣的功能。

氣雖然是由肺吸進來的，但是呼吸的深度卻和腎納氣的功能密切相關，同時也和腎主藏的功能有關係。腎主藏的功能比較強，氣就能被藏住，若是腎主藏的功能出現了問題，氣自然也就不能很好地被藏於腎之中。在臨床上有一些病人只有出氣沒有進氣，還有一些氣喘患者喘得比較厲害，這都表明他們腎主納氣的功能出現了問題，治療上應補腎、納氣、平喘。

因此，這裡也要提醒一下大家，如果患上呼吸系統的毛病，在久治不癒的情況下，就應該換個角度考慮是不是腎虛了，可以找中醫為你診治一下。

| 生髓通於腦 | 養腎是健腦益智的基石

《黃帝內經》上說：「**腎主骨生髓通於腦**」。因為腎是藏精的，精是生髓的，因此腎功能的好壞也會影響到腦的功能。**髓可分為骨髓、脊髓與腦髓三部分。**骨髓藏於全身的骨骼之中，起到滋養骨頭的作用。脊髓和腦髓是相通的，骨髓匯聚到脊髓，最終又匯入到腦髓之中，所以**中醫將腦稱為「髓海」**。骨髓、脊髓與腦髓是人體的精華，是由腎精所化生，所以腦的營養也是源於腎精。

有的人原來記憶力很好，可是現在記憶力卻是日漸減退；還有的人注意力不集中，總是感覺到疲勞，這實際上就是腎虛。腎虛了，腎精不足，腦髓也就不足，所以才會出現記憶力減退、智力活動下降的現象。這種情況如果再向前發展的話，會導致痴呆。為什麼老年人患痴呆比較多呢，就是因為老人腎氣虛，「主骨生髓通腦」的功能弱了，腦髓不夠，腦也就得不到足夠的滋養。

從上面的分析中我們可以看出，腎和人的智力有著非常密切的關係，所以若想記憶力好、注意力比較集中的話，把腎養好是關鍵。

| 藏志 | 腎氣足則志向遠大

中醫認為人的思維活動和五臟是相關的，其中志藏於腎中。**與思維活動相關的神志活動就是志**。我們可以將腎藏志的志理解為記憶力，也可以將其理解為志向。

可以說一個人的記憶力好不好，與腎「主骨生髓通於腦」的功能是相關的。如果腎虛精虧、骨髓空虛而致腦髓空虛不能滋養腦的話，人的記憶力就會很差，這也是為什麼人年紀大總是記不住東西的原因。

下面再來說說志向。從中醫角度看，人有沒有志向實際上是取決於腎氣是否充足。什麼樣的人會有志向呢？一個頭腦比較清晰、聰明的人才會有志向，並且志向才會高遠。有很多人之所以胸無大志，是因為他腎氣不足，造成整天沒有精神，記憶力不好。

| 其華在髮 | 腎知道頭髮烏黑濃密的秘密

中醫裡面有「腎其華在髮」、「**髮為血之餘**」的說法。頭髮是靠腎精和血液來滋養的，可以說頭髮的好壞主要取決於腎精充不充足、血

液充不充足。根據中醫理論，腎精和血液是可以相互化生的，所以中醫裡面有「精血互生」的說法。如果經常掉頭髮，頭髮色澤不好，就說明是腎精虧虛了，需要從補腎精入手來解決頭髮的問題。當然，如果你想擁有一頭烏黑濃密的頭髮，也應該注重對腎的養護。

| 開竅於耳 | 腎精是耳朵的「助聽器」

中醫認為人的五官九竅與臟腑是相關的，比如肝開竅於目，腎開竅於耳，我們聽力的好壞和腎有著密切的關係。耳竅需要腎精滋養，如果腎精不足，耳竅得不到充分的營養，聽力就會下降，甚至出現耳聾。老年人為什麼會聽力下降而出現耳聾的症狀呢？就是因為腎氣虛了，耳竅得不到營養。另外，治療老年性聽力下降、耳聾，也需要從補腎著手。

| 開竅於二陰 | 腎是二便的「大管家」

二陰指的是**前陰**和**後陰**。

先來說說腎開竅於前陰。前陰指的是生殖和泌尿器官。因為腎主生長發育，主生殖，所以腎與前陰的關係非常密切。陽痿、早洩、滑精這些與前陰（生殖）有關的問題，實際上都是腎的問題。

再來看看腎主後陰。大便的問題有時候也與腎相關，比如在臨床上有很多老年人會出現便秘（大便秘結）的問題，此病不是常規意義上大腸的問題，也不是胃火的問題，而是腎虛推動力不足所導致。所以有些老年人疾病的治療，需要從補腎入手。有一味中藥叫肉蓯蓉，可以用來補腎通便，對老年人便秘有較好的治療功效。臨床上還能見到一種經常五更瀉的病人，也就是五更天的時候病人就會上廁所，還有全身怕冷的症狀，這也是典型的腎虛問題，治療也應該從補腎入手。

我腎虛嗎？

發現腎虛，知己知彼

「中醫養生和治病講究對症，
日常養腎補腎，分清腎虛類型是前提。」

腎虛有哪些類型

| 腎陽虛 | 畏寒怕冷為主要特徵

腎虛有幾種類型，常見的有**腎陽虛**、**腎陰虛**、**腎氣不固**、**腎精不足**等。中醫養生和治病講究對症，**日常養腎補腎，分清腎虛類型是前提**，不然盲目亂補，不僅難以起到應有的作用，甚至還會適得其反，帶來負面影響。

先說說腎陽虛。

從原理上看，腎陽虛的表現是由於年老體衰、久病傷陽、房勞傷腎、下元虧損、命門火衰、腎陽虛損等原因導致腎的溫煦、生殖、氣化功能下降。

腎陽虛有幾個典型的表現，首先是畏寒怕冷。陽氣就像身體裡的小太陽，對身體起著溫煦的作用，如果陽氣不足，身體的「火力」不夠，自然會出現畏寒怕冷的症狀，下肢尤甚。

腎陽虛的第二個典型表現是面色黧黑或蒼白。陽氣運行氣血，腎陽不足，自然無力運行氣血，就會出現面色蒼白之感。如果腎陽虛衰過甚，人體陰寒內盛，腎臟之色（黑色）就會外現於面部，從而表現為面色黧黑。

腎陽虛還有幾個典型表現：由於腎陽不足，不能鼓舞精神，人就會出現神疲乏力、精神委靡之態；腎虛不能上養清竅，腦竅失養，人就會出現頭暈目眩的問題。同時還可表現為腰膝痠軟、小便清長、夜尿

增多、排尿無力、尿後餘瀝不盡、腹脹腹瀉、五更瀉、性慾減退，男子陽痿早洩、遺精滑精，女子宮寒不孕、帶下清稀量多。如果看舌頭，還會發現舌苔胖、苔白。

其實判定腎陽虛我們只要抓住幾個主要的症狀就可以了——畏寒怕冷、腹瀉，如果有一些腎虛的典型症狀，再加上這兩點主要症狀的話，我們基本上就可以斷定有腎陽虛的問題。

治療腎陽虛宜以溫補腎陽為重點，同時根據不同的兼證而採用溫補脾陽、溫補心陽等方法。

腎陽虛的治療，**可以選用肉桂、鹿茸、淫羊藿、仙茅、巴戟天、杜仲、續斷、肉蓯蓉、鎖陽、補骨脂、核桃仁、益智仁、菟絲子、蛇床子、紫石英、五加皮等中草藥，也可選用金匱腎氣丸、濟生腎氣丸、右歸丸、青蛾丸等中成藥（濟）治療。**這些藥物的適應證及使用方法，本書後文會有詳細介紹，大家可以參考使用。如果有此類問題，建議先請專業醫生診斷、治療。

｜腎陰虛｜上火為主要特徵

腎陰是一身陰液的根本，陰液對人體會起滋養濡潤作用，腎虛便會水虧，人體得不到陰液滋潤，便會表現出類似上火的症狀，諸如口乾舌燥、五心（兩個手心、兩個腳心、一個心口）煩熱、兩顴發紅、口唇紅赤、盜汗（多發生於午後和晚上）、大便乾結、小便短赤等。腎陰虧虛，男子受相火擾動，便會出現陽強易舉、遺精早洩的問題；女子以血為用，陰虧則經血來源不足，便會出現經少、閉經等問題，同時還可能出現崩漏問題。

由於腎「主骨生髓通於腦」，腎陰不足，骨髓便得不到濡養，骨髓

空虛，腦海便會不足，人就會出現失眠健忘、頭昏耳鳴的問題。

從體型上來看，腎陰虛的人一般都形體消瘦。

大家可以把是否有上述症狀作為腎陰虛問題的簡易判斷參考。

對腎陰虛證的治療，主要採用滋補腎陰的方法，可以用寒性、鹹性藥物。**可選用生地黃、玄參、女貞子、墨旱蓮、桑葚、石斛、龜甲、鱉甲等中藥治療，也可以選用六味地黃丸、杞菊地黃丸、知柏地黃丸、麥味地黃丸、明目地黃丸、左歸丸、大補陰丸、二至丸、虎潛丸等中成藥（濟）治療。**這些藥物的適應證及使用方法，本書後文會有詳細介紹，大家可以參考使用，建議先請專業人士診治。

| 腎氣不固 | 二便、精液、白帶、月經有異常

什麼是腎氣不固呢？中醫認為，腎藏精，具有儲存封藏精氣的功能；氣有固攝作用，所以腎氣只宜固藏，不宜洩露。如果勞倦、淫慾過度、久病失養耗傷精氣，腎氣的固攝作用就會出現問題，從而出現腎氣不固的症狀。

腎氣不固的症狀有幾個明顯的特徵，就是表現為二便（大便、小便）、精液、白帶、月經、孕胎異常。為什麼會是這樣呢？

「腎司二便」，腎氣不固會使膀胱功能失常，於是小兒出現遺尿問題，成人出現晝尿頻多、尿後餘瀝不盡、夜尿清長、小便失禁等問題。也可能出現後竅失約，致使大便滑脫、久瀉不止及大便失禁等問題。

「腎主藏精」，腎氣好比是守護腎精的門衛，如果腎氣不固，門衛沒有力氣關門，身體裡的精液、月經、白帶等自然就會向外逃逸。所以男人會出現精液自遺（即使不性交也會有精液流出，性交時又一觸即發）、滑精、早洩的問題。女子會出現白帶清稀，量多不止，或者

經期過長，量少而淋漓不止的問題。孕婦出現胎元不固、滑胎的問題。

　　腎氣不固，治療上應補腎固陽。由於氣屬陽，所以腎氣不固屬於陽虛的範疇，宜採用以溫陽益氣為主，佐以固澀的方法。

　　腎氣不固**可選用芡實、五味子、山茱萸、金櫻子、沙苑子、海螵蛸、蓮子、龍骨、牡蠣等中藥治療，也可選用金鎖固精丸、水陸二仙丸、縮泉丸、茯菟丸、鎖陽固精丸、五子衍宗丸等中成藥（濟）治療。**這些藥物的適應證及使用方法，本書後文會有詳細介紹，大家可以參考使用。

｜腎精不足｜生長發育不好、抵抗能力下降

　　精是構成人體、維持人體生命活動的基本物質。腎所藏的精包括兩大部分，即先天之精和後天之精。

　　先天之精是從父母那裡得來的，與生俱來，是構成胚胎發育的原始物質，也是產生新生命的物質基礎。

　　後天之精源於人出生後攝入的飲食營養，經過脾胃消化吸收，轉化為能夠被人利用的精微物質，水穀精微物質經過脾胃吸收，進入臟腑，被各臟腑利用、代謝後分成兩部分，一部分轉化為代謝物被代謝到體外，一部分轉化成更加精微的物質（即後天之精）藏於腎中，對先天之精進行補充，以維持腎中精氣的充盛。

　　先天之精後與後天之精是相互促進、相互滋生的。先天之精旺盛，可使人的生命活動旺盛，攝取水穀精微的能力強大，後天之精的來源才有保證；後天之精的來源充足，才能不斷補充先天之精，使先天之精更加充盛。日常養生只有讓身體走向這種良性循環，健康才有堅實的保障。從這個角度也可以看出養腎對養生的重要作用。

　　腎精不足會影響到人的生長發育。《黃帝內經》中說：「人之生也，有剛有柔，有弱有強，有短有長，有陰有陽。」說的就是腎精的重要作用。我們常常見到一些小兒發育遲緩、囟門遲閉、身材矮小、智力低下、動作遲緩、骨骼痿軟，多與腎精不足有關。

　　腎是藏精的主要臟器，腎精可以生髓，髓充養骨骼，使骨骼健壯，牙齒堅固；髓充養於腦，則腦的生理功能得以充分發揮。若腎精虧虛，不能生髓，則骨骼失養，牙齒脫落鬆動；髓海不足，則頭昏神疲，智力減退。

　　腎精不足的人還容易患上多種疾病，這是因為腎精可以化氣，而氣相當於我們身體裡面的守衛，對疾病有防禦功能。先天、後天之精充盛，則化氣充足，防禦能力也就比較強；若是腎精虧虛，腎氣不足，身體的抵抗能力就會下降，人就會更容易患病。

　　治療腎精不足宜採用補腎填精之法。同時，由於腎精不足的患者，有的偏陽虛，有的偏陰虛，治療時還應根據陽虛和陰虛的輕重對症治療，建議先請專業人士診治。

　　腎精不足**可選用熟地黃、紫河車、何首烏、枸杞子等中藥治療，也可選用河車補丸、七寶美髯丸、參茸丸等中成藥（濟）治療**。這些藥物的適應證及使用方法，本書後文會有詳細介紹，大家可以參考使用。

PART 2

留意身體的異常

｜口鹹｜無緣無故地感覺口鹹

臨床上我經常遇見一些人說自己感覺口味有異常：有人覺得口是甜的，有人覺得口是苦的，有人覺得口是酸的，也有人覺得口是鹹的。一般來說，口味異常往往是身體傳遞給人的健康信號。如果你無緣無故地覺得口鹹，很可能意味著你有腎虛的問題。

它的理論根據是什麼呢？五行和五臟以及五味是相對應的。**五臟中的心、肝、脾、肺、腎與五味中的酸、苦、甘、辛、鹹相對應。**腎的五行屬水，五味中的鹹味也屬水，它們的五行屬性相同。中醫裡鹹味和腎的關係最密切，有鹹味入腎的說法。

腎虛有腎陰虛和腎陽虛之分，如何在口鹹的基礎上進一步判斷自己是腎陰虛還是腎陽虛呢？

腎陰虛的人，除了口鹹外，往往還伴有咽乾口燥、頭昏耳鳴、腰膝痠軟、五心煩熱、失眠多夢等症狀，如果看一下舌頭，還會發現舌質紅、舌苔薄。臨床上我常採用**滋陰降火**的方法治療，選用**大補陰丸、知柏地黃丸**等中成藥（使用方法參照藥品說明書或遵醫囑）。

腎陽虛的人，除了口鹹外，往往還伴有全身倦怠、氣短乏力、畏寒肢冷、腰膝冷痛、腿軟無力、夜間尿頻等症狀，如果看一下舌頭，還會發現舌質淡胖、舌邊有齒印。臨床上我常採用**溫補腎陽**的方法治療，常選用**腎氣丸合五味子丸**等（使用方法參照藥品說明書或遵醫囑）。

| **善恐** | 無緣無故地出現恐懼感

人有喜、怒、思、憂、恐五種情緒，**中醫把它們稱為五志**，按照陰陽五行的說法，恐與五臟裡的腎同屬一行，恐屬腎。

恐屬腎有兩方面的意思，一方面是說恐能傷腎，比如我們通常說的「嚇得尿褲子」，就是恐傷腎的表現：恐懼使腎受到傷害，腎控制水液正常代謝的功能出現異常，控制不住小便的正常排泄。另一方面是說恐懼為腎虛的表現，如果一個人無緣無故地有恐懼感，往往說明有腎虛的問題。

這裡要提醒大家的是，我們說的恐，與平時說的驚是有區別的。驚是事先自己不知道，事出突然而受到驚嚇，比如你正在沉思一個問題，突然有人重重地拍了你一下，你吃了一驚。恐是自己事先知道，就是害怕，俗稱的膽怯。

由腎虛導致的善恐，一般會同時伴有頭腦發空、健忘、腰膝痠軟等症狀，大家可以把這一特點作為判斷的參考。

表現出善恐的腎虛，有腎陰虛證和腎陽虛證兩個證型。

腎陰虛的人，在恐懼的同時還伴有手足心熱、心煩失眠、遺精盜汗等症狀，如果看看舌頭，還會發現舌質紅、舌苔少而乾。臨床上我常用**益腎填精、滋補腎陰之法**，多選用**六味地黃丸**等中成藥治療（使用方法參照藥品說明書或遵醫囑）。

腎陽虛的人，在恐懼的同時還伴有怕冷、四肢發涼、疲憊乏力等症狀，如果看看舌頭，還會發現舌質淡嫩、舌苔白。可選用**金匱腎氣丸**等中成藥治療（使用方法參照藥品說明書或遵醫囑）。

| 畏寒 | 怕冷的感覺

生活中我們常常見到兩種人，一種人火力十足，比如一些小夥子，大冬天穿得很少也不怕冷；另一種人畏寒怕冷，經常手腳冰涼。這是怎麼回事呢？主要跟人體陽氣是否充足有關。中醫認為，人體陽氣充足，能夠抵禦寒冷，維持正常體溫，不會產生怕冷的感覺；如果人體陽氣虛弱，不能溫煦機體，就會產生寒冷的感覺。

人體陽氣遍佈全身，無處不在，每個臟腑都有陽氣，從本質上來說，腎是陽氣產生的根源。**腎是先天之本，內藏真陰真陽，也叫腎陰、腎陽，腎陰是人體陰液的根本，腎陽是人體陽氣的根本。**畏寒怕冷是陽虛的表現，陽虛的根源是腎陽虛，所以畏寒的根源在腎。從專業角度來說，每個臟腑的陽虛都可以導致畏寒怕冷，但其他臟腑的陽虛都跟腎陽虛有關。所以，治療所有類型的畏寒都要涉及溫補腎陽。

那麼，如果你有畏寒的症狀，如何判斷是否由腎陽虛所引起的呢？腎陽虛引起的畏寒，常常伴有精神不振、腰膝痠軟冷痛、面色黧黑、小便清長頻數等症狀。另外，男子會有陽痿、早洩、滑精的問題，女子會有白帶清稀、宮寒不孕的問題。

治療這類問題，宜採用**溫補腎陽法**，可選用**右歸丸**等中成藥治療（使用方法參照藥品說明書或遵醫囑）。

| 打哈欠 | 哈欠連連，經久不止

打哈欠是生活裡經常遇到的生理現象，一般在身體疲倦欲睡時，或者在酣睡中被人叫醒時都會發作，這些時候打哈欠屬於正常生理現象，不必擔心。但如果不拘時間，在不疲倦的時候哈欠連連，經久不止，可能說明你有腎虛問題，應加以重視。

打哈欠怎麼跟腎虛聯繫起來了呢？道理很簡單：腎是先天之本，腎中所藏的精氣是人體生命活動的原始動力，腎精充足，人的精神和形體都能得到充足的濡養，則精力充沛、體力充沛；如果腎中精氣不足，人的精神和形體得不到充足的濡養，則精神委靡、神疲乏力，常常哈欠連連。這類人同時還會伴有形寒怕冷、四肢不溫等症狀。

打哈欠所表現出的腎虛一般是腎陽虛證，這類人除了哈欠連連、神疲乏力外，還常常伴有面色白而無華、形寒肢冷、食少腹脹、大便溏瀉、夜尿增多（或者小便清長）等症狀，如果看看舌頭，還能發現舌質淡、舌苔白、口唇青紫等症狀。

在臨床上我常採用**補腎壯陽祛寒之法**，多選用**麻黃細辛附子湯**（麻黃 6 克、細辛 3 克、製附子 6 克）治療。

｜打噴嚏｜噴嚏頻頻，經久不止

打噴嚏是一種常見的生理現象，很多人都有過打噴嚏的經歷。人為什麼會打噴嚏呢？中醫認為有兩種情況。

一種情況是急性打噴嚏，多發生於氣候突然變涼之時、身體受涼時以及感冒流行的時候，多與感冒症狀同時出現，感冒好了，噴嚏也就停止了，這種情況的打噴嚏屬於實證。大家都見過壓力鍋吧？壓力鍋上有個放氣孔，使用壓力鍋時，如果不在放氣孔上放置壓力閥，鍋內的蒸汽便能夠自由排出鍋外，鍋內就沒有多少壓力；如果把壓力閥放在放氣孔上，鍋內的蒸汽不能自由排出鍋外，鍋內的壓力便會逐漸增高，達到一定程度後便把壓力閥頂起，放出多餘的蒸汽。急性打噴嚏和壓力鍋的原理差不多，當外界的邪氣太盛，侵襲人體導致肺氣被郁，衛氣得不到正常的宣發，被壓制到一定程度後便會集中「噴發」一次，

這就出現了打噴嚏現象。

另一種情況是腎氣虛引起的打噴嚏。身體裡的衛氣就像人體的守衛一樣，是抵禦外邪的主要力量，它根源於人體的下焦腎，滋養於中焦脾，宣發於上焦肺。如果人體的腎氣虛弱，衛氣的來源就會不足，到達衛氣的宣發通道——肺的衛氣就少，肺就不能正常宣發衛氣，於是出現打噴嚏的現象。

腎氣虛引起的打噴嚏，往往是噴嚏頻頻，經久不止，同時伴有疲乏無力、腰膝痠軟或疼痛、面色無華、怕冷、手足不溫等症狀，以過敏性鼻炎患者為多。

對於腎氣虛引起的打噴嚏，僅僅靠祛邪是難以治癒的，應補腎以固本，讓腎氣旺盛，衛氣充足，使身體抵禦外邪的能力增強。

與打噴嚏相關的腎虛有腎陰虛證和腎陽虛證兩種。

有腎陰虛證的人，除了噴嚏頻頻、日久不癒外，還伴有鼻癢、流濁鼻涕、咽乾嗌痛、頭昏耳鳴、五心煩熱等症狀，若看看舌頭，還會發現舌質紅、舌苔少等現象。治療時宜用**滋補腎陰之法**，可用**知柏地黃丸**治療（使用方法參照藥品說明書或遵醫囑）。

有腎陽虛證的人，除了噴嚏頻頻、日久不癒外，還伴有鼻塞、流清鼻涕不止（早晚時較重）、畏寒、四肢不溫、面色無華、腰膝痠軟等症狀，如果看看舌頭，還會發現舌質淡、舌苔白等現象。治療宜用**溫補元陽法**，可選用**桂附地黃湯**（肉桂 6 克、製附子 6 克、熟地黃 15 克、山藥 10 克、山萸肉 10 克、茯苓 15 克、澤瀉 15 克、丹皮 10 克）合**麻黃細辛附子湯**（麻黃 6 克、細辛 3 克、製附子 6 克）治療。

| 唾液異常 | 無論唾液過多還是過少

唾液分為唾和涎，唾和涎均為口裡面的津液，**比較稠的為唾，比較稀薄的為涎。**中醫將汗、涕、淚、涎、唾稱為五液，並認為五臟化五液：**汗為心之液，涕為肺之液，淚為肝之液，涎為脾之液，唾為腎之液。**從五行的角度看，唾屬腎。

腎是先天之本，人體所有生命物質都源於腎，並儲藏於腎。腎陰是人體陰液的根本，腎陽是人體陽氣的根本。人體所有的陰液都源於腎，並儲藏於腎，以滋養身體。

在五臟中，腎的位置最低，位於下焦，人體全身的陰液都會下行匯入腎，猶如百川歸海。《素問‧上古天真論》說的「腎者主水，受五藏六府之精而藏之」就是這個道理。

腎陽好比身體裡的一輪太陽，腎中的陰液在這輪太陽的蒸化作用下，通過經絡輸布於全身，滋養人體的四肢百骸和臟腑組織。

腎中所藏的陰液到達口中就可以滋潤口舌。唾液是腎精所化，對人體具有滋養作用，所以很多練功的人都會舌抵上顎，通過呼吸和意念的引導，使唾液緩慢地分泌出來，等到唾液滿口時嚥下，讓它回到身體裡滋養腎精，從而起到強身健體、延年益壽的作用。

為什麼說唾液過多或者過少都可能有腎虛的問題呢？道理很簡單：正常情況下，口中的唾液適中，讓人既不覺得口中乾燥，也不覺得口水過多，如果腎陰虛，腎中的陰液分泌不足，唾液就會變少；如果腎陽虛，腎中的陰液分泌過多，唾液就會變多。所以，無論是唾液過多，還是唾液過少，都說明可能有腎虛的問題。

如果你唾液過多，同時伴有頭暈目眩、心悸氣短、面色發黑等症狀，看看舌頭，還發現舌質淡嫩、舌苔白滑，基本上可以斷定這是腎陽虛

弱引起的唾液過多，治療宜用**溫腎化氣、固攝精液之法**，可用**金匱腎氣丸**治療（使用方法參照藥品說明書或遵醫囑）。

如果你唾液過少，除了口中乾燥唾液少以外，常常還伴有心煩失眠、眩暈耳鳴、手足心煩熱、骨蒸潮熱、大便秘結、小便短黃、形體消瘦等症狀，看看舌頭，如果還發現舌質紅絳、舌苔少或者無苔的現象，基本上可以斷定這是腎陰虛引起的唾液過少。治療宜用**補腎養陰生津之法**，可用**六味地黃湯**（生地黃 15 克、山藥 10 克、山萸肉 10 克、茯苓 15 克、澤瀉 15 克、丹皮 10 克）合**增液湯**（生地黃 15 克、玄參 15 克、麥冬 10 克，因為前方中已有生地黃，所以本方中就可以不用了）治療。

|面色黧黑| 面色發黑且晦暗無光

中醫將紅、青、黃、白、黑五色與五行相配，黑色屬水；將心、肝、脾、肺、腎五臟與五行相配，腎屬水。五臟中的腎與五色中的黑色同屬於水，所以黑色與腎以類相從，黑色屬腎，黑色的事物大多與腎有關。

從人的面色來看，如果面色發黑並且晦暗無光，就要考慮是不是腎虛了。

可能有人不同意，說我生下來面色就比別人黑，難道也是腎虛？還有人說，前陣子我曬日光浴，曬黑了，難道也是腎虛？上面說的這兩種面色黑，一種屬於生理性面黑，一種是陽光暴曬造成的，都屬於正常範疇裡的面色黑，與我這裡要說的，屬於腎虛造成的面色黑是有區別的。這兩種面色發黑往往黑裡透紅，烏黑有光澤，是腎氣充足的表現。腎虛造成的面色黑，往往晦暗、無光澤，黑得就像煙熏的一樣，看上去有一種不乾淨的感覺。

由腎虛造成的面色發黑，有腎陽虛和腎精虧虛兩種證型。

如果你面色發黑且晦暗無光，還伴有耳聾耳鳴、全身怕冷、四肢發涼、腰膝痠軟、小便清長（量多，顏色清白）、大便溏瀉、尿量減少、水腫（腰部以下明顯）的症狀，如果看看舌頭，還發現有舌體胖大、舌質淡嫩、舌苔白的現象，可以斷定你有腎陽虛的問題。治療時宜選用**溫補腎陽之法**，可用**右歸丸**治療（使用方法參照藥品說明書或遵醫囑）。如果有水腫的問題，宜用**溫腎利水之法**，可用**真武湯**（製附子10克、茯苓15克、白朮10克、白芍10克、生薑10克）治療。

如果你面色發黑且晦暗無光，還伴有耳輪焦枯、頭昏耳鳴、腰膝痠軟、頭髮脫落、牙齒鬆動、健忘、精神恍惚、足痿無力等症狀，如果看看舌頭，還發現有舌質紅的現象，可以斷定你有腎精虧虛的問題。宜選用**益腎填精之法**，可選用**左歸丸**（使用方法參照藥品說明書或遵醫囑）合**紫河車粉**（即胎盤粉）6克（沖服）等治療。

此外，全身皮膚發黑、眼圈發黑也應考慮腎虛的可能。

| 耳輪焦黑 | 耳輪顏色發黑且晦暗無光

「耳朵大有福」，這句俗語盡人皆知。耳朵作為人體的聽覺器官，怎麼就跟人的幸福聯繫起來了呢？這是因為，在中醫理論中，**目、舌、口、鼻、耳**這五官與**肝、心、脾、肺、腎**五臟相配屬，耳屬腎，**耳為「腎之外竅」**，由腎氣所主。

一方面，耳朵的聽覺功能與腎氣的盛衰密切相關，腎好，聽力就好；另一方面，耳輪的榮枯與腎精的盛衰密切相關，耳輪是腎精是否充足的外在表現——這就是「耳朵大有福」的中醫理論依據。

一般來說，健康的人，耳輪飽滿、紅潤、有光澤；耳輪發黑、晦暗無光，看上去有不乾淨的感覺，則說明可能有腎虛問題。

如果你耳輪焦黑且晦暗無光，並伴有頭暈目眩、口乾咽乾、五心煩熱、失眠、遺精、盜汗、腰膝痠軟等症，如果看看舌頭，還會發現有舌質紅、舌苔少的現象，說明你有腎陰虛的問題，治療宜用**滋補腎陰之法**，可選用**左歸丸合二至丸**治療（使用方法參照藥品說明書或遵醫囑）。

如果你耳輪焦黑且晦暗無光，並伴有畏寒肢冷、倦怠乏力、腰膝痠軟、遺精、陽痿等症狀，如果看看舌頭，還發現有舌質淡、舌苔白的現象，則說明你有腎陽虛的問題，治療宜用**溫補腎陽之法**，可選用**右歸丸合五子衍宗丸**治療（使用方法參照藥品說明書或遵醫囑）。

|牙齒鬆動| 牙齒不堅固

前文我說過，腎主骨，骨靠腎精滋養，腎好骨才好。而齒為骨之餘，骨頭的好壞直接影響到牙齒的好壞。所以，腎與牙齒有著密切關係，腎虛則骨失所養，牙齒就會不堅固，出現牙齒鬆動的問題。

腎陰虛和腎氣虛均會導致牙齒鬆動。

如果你牙齒鬆動而乾燥、隱隱作痛，並伴有頭暈、耳鳴、脫髮、腰酸的症狀，如果看看舌頭，還發現有舌體瘦薄、舌質紅嫩、舌苔少或無苔的現象，一般可斷定是腎陰虛。我在臨床中發現，出現這類問題的人，往往有房事過度史，或者有遺精史。治療宜用**滋陰補腎固齒之法**，可選用**六味地黃丸**，或用**滋陰清胃固齒丸**治療（使用方法參照藥品說明書或遵醫囑）。

如果你牙齒鬆動、牙齦淡紅，並且伴有咀嚼無力、少氣懶言的症狀，如果看看舌頭，還發現有舌質淡、舌苔白的現象，可斷定是腎氣虛，治療宜用**補腎固齒之法**，可選用**還少丹**治療（使用方法參照藥品說明書或遵醫囑）。

|足心痛|湧泉穴處有疼痛等異常感覺

湧泉穴在哪？它位於腳心附近。取穴的時候，把腳底板（不算腳趾）分成 3 等份，前 1/3 的足心凹陷處便是。

湧泉穴被稱為長壽穴，經常按摩它能夠疏通腎經氣血，起到健體益壽的作用。

為什麼湧泉穴處有疼痛或者異常感覺應考慮腎虛的可能呢？這跟它的特點相關。**湧泉穴是腎經的井穴。**我們日常生活中的井是泉水湧出的地方，古人根據經脈之氣的運行情況，**把經脈之氣湧出的部位稱為井穴。**一般來說，臟腑有病變會在與之對應的經脈上表現出來，腎臟有病變，腎經上就會有所體現。臨床中，我們發現作為腎經的井穴，當腎臟有病變時，湧泉穴處表現尤為明顯，往往感覺疼痛、酸脹、麻木，如果用手指輕按該處，感覺會更明顯。

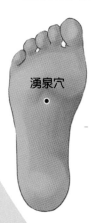

湧泉穴

凡是湧泉穴處出現疼痛或異常感覺，應考慮腎虛的可能。

如果你的湧泉穴處出現疼痛、酸脹、麻木、煩熱等異常感覺，並且伴有五心煩熱、口乾咽乾、潮熱盜汗、失眠多夢、腰膝痠軟或疼痛、小便發黃、大便偏乾等症狀，如果看看舌頭，還發現有舌質紅、舌苔少等現象，可以斷定有腎陰虛的問

題。治療宜用**滋陰補腎通絡之法**，可選用**六味地黃丸合五子衍宗丸治療**（使用方法參照藥品說明書或遵醫囑）。

｜足跟痛｜不管足跟一側或兩側疼痛

為什麼腎虛會導致足跟（腳後跟）痛呢？原因有兩個。

首先，腎經循行經過足跟，因為臟腑的病變會在對應的經脈上表現出來，所以腎虛時腎經循行經過的足跟處會出現疼痛感。

有人可能會說，腎經在人體循行的部位很多，怎麼偏偏會足跟痛呢？是這樣的，足跟是人體的負重點，在人體的所有部位中，它承受的重量最大，所以足跟部位自然比其他部位的疼痛要明顯一些。

如果你的足跟疼痛（主要表現為久立或久行後疼痛），且局部的皮膚不紅腫，並伴有頭暈耳鳴、兩眼昏花、五心煩熱、腰膝痠軟等症狀，如果看看舌頭，還發現有舌質紅的現象，一般能斷定是腎陰虛。臨床中，我的這類患者多有縱慾過度的歷史。治療宜用**滋補腎陰之法**，可選用**左歸丸**治療（使用方法參照藥品說明書或遵醫囑）。

如果你的足跟疼痛（主要表現為久立或久行後疼痛），且局部的皮膚不紅腫，並伴有頭暈耳鳴、兩眼昏花、腰膝痠軟發涼、手腳不溫的症狀，如果看看舌頭，還發現有舌質淡、舌苔白的現象，一般可以斷定是腎陽虛。臨床中，我的這類患者多有強力勞傷的歷史。宜用**溫補腎陽之法**，可選用**右歸丸**治療（使用方法參照藥品說明書或遵醫囑）。

｜股陰痛｜大腿內側疼痛

股指的是大腿，陰指的是內側，骨陰痛也就是大腿內側疼痛。《黃帝內經》中有股陰痛的記載，如《靈樞·經筋》說：「足太陰之筋……

上循陰股，結於髀，聚於陰器。」那麼腎虛為什麼會出現股陰痛呢？這是因為大腿內側是腎經經筋經過的部位，如果腎的精氣虛損，導致經筋失養，就會出現循行部位的疼痛。

出現大腿內側疼痛，不管是單側還是雙側疼痛，都應該考慮腎虛的可能。

如果你大腿內側疼痛發涼，日久不癒，並且伴有四肢不溫、怕冷、腰酸腰痛、足膝無力的症狀，或者大腿內側抽掣冷痛，連及陰囊，或者遺尿、脫肛，甚至下肢無力或肌肉瘦削，耳鳴失聰，一般可以斷定是腎陽虛，宜採用**溫陽通絡之法**，可選用**金匱腎氣丸合小活絡丸**治療（使用方法參照藥品說明書或遵醫囑）。

｜脛酸｜小腿痠軟無力

脛酸即小腿痠軟無力。脛酸為腎的問題。《黃帝內經》中說：「精脫者，……脛酸，數鳴也。」這句話的意思就是腎精虛脫會出現脛酸耳鳴。此外，因為腎主骨，腎精不足的話，骨頭不能得到充分滋養，小腿自然也會出現痠痛的感覺。所以小腿老是酸的話，應考慮腎虛的可能。

如果你的兩條小腿發酸，局部有風吹似的涼感，腰膝痠軟無力，並且伴有面色黧黑、氣短、小便頻數、尿有餘瀝的症狀，男性伴有陽痿症狀，如果看看舌頭，還發現有舌質淡紅、舌苔薄白的現象，可以斷定是腎氣虛，宜用**益氣補腎之法**，可選用**大菟絲子丸**治療（使用方法參照藥品說明書或遵醫囑）。

如果你的兩條小腿發酸，且有灼熱感，並且伴有五心煩熱、頭暈耳鳴、面色潮紅、口乾咽乾的症狀，男性伴有夜夢遺精的症狀，如果看

看舌頭，還發現有舌紅少苔的現象，可以斷定是腎陰虛，宜採用**育陰補腎、佐以清瀉相火之法**，可選用**知柏地黃丸**治療（使用方法參照藥品說明書或遵醫囑）。

｜腎俞穴、京門穴處疼痛｜有酸、麻、脹、痛等感覺

　　腎俞穴是腎的背俞穴，它位於背部第一腰椎棘突下旁開 1.5 吋處。腎俞穴是腎臟之氣輸注於背部的穴位，如果感覺有異常，比如有酸、麻、脹、痛等感覺，應考慮腎虛的可能。

　　京門穴是腎的募穴，它位於胸腹部第十二肋骨游離端的下方。京門穴是腎臟之氣輸注於胸腹部的穴位，如果感覺有異常，比如有酸、麻、脹、痛等感覺，應考慮腎虛的可能。

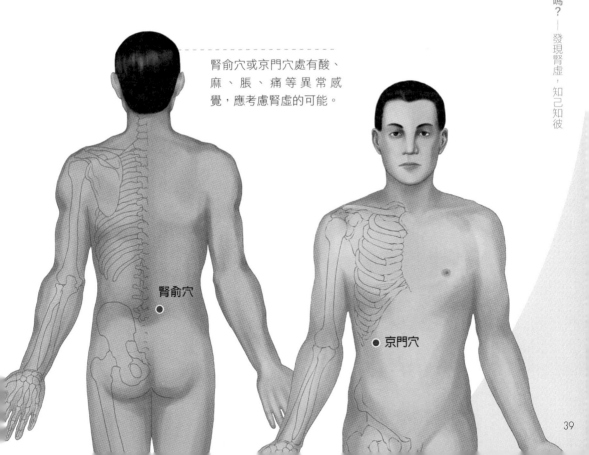

腎俞穴或京門穴處有酸、麻、脹、痛等異常感覺，應考慮腎虛的可能。

腎俞穴

● 京門穴

對著鏡子看看自己的舌頭

　　舌頭與五臟六腑通過經絡相互聯繫，因此，五臟六腑的氣血津液以及功能狀態都能夠通過經絡在舌頭上反映出來，這就是中醫把**舌診**作為診斷手段的重要原因。

　　中醫舌診，**主要看舌質、舌苔等。舌質也稱舌體，是舌頭的肌肉脈絡組織。舌苔是舌體上附著的一層苔狀物。**

　　正常的舌頭，舌體胖瘦適中，轉動靈活；舌質淡紅、潤澤；舌苔薄白，顆粒均勻，乾濕適中，薄薄地鋪在舌面之上，揩之不去。

　　對一般讀者來說，該如何通過舌診輔助診斷自己是否有腎虛問題以及是哪種類型的腎虛呢？我簡單說說。

　　（1）舌體比正常舌體瘦小，舌質呈絳紅色，比正常舌質紅，舌面無苔，是腎陰虛的表現。

　　（2）舌面上有多少不等、深淺不一、形態各異的裂紋，是為腎陰虛的表現。

　　（3）舌面沒有舌苔，光潔如鏡，是腎陰虛損嚴重的表現。

　　（4）舌質紅，舌苔邊發黑且乾燥，甚至乾裂，或者生芒刺，是熱邪極盛、腎陰枯竭的表現，屬於危重症候。

　　（5）舌體比正常舌胖大，舌質嬌嫩，比正常舌淡，舌邊有齒印，舌苔白，是腎陽虛的表現。

　　（6）舌質淡，舌苔黑而滑潤，是腎陽虛衰的表現，屬於危重症候。

未病先防

找出病因，防微杜漸

「誤補會傷腎，
誤治也會傷腎。」

內因傷腎

| 先天不足 | 父母給的健康基礎不好

　　腎是生命之源。在孕育之初，如果父母的腎氣充盈，先天稟賦好，那麼生育出來的孩子就會生機旺盛，抗病能力強。相反，如果父母體弱多病，精血虧虛，生育出來的孩子就會脾腎虛弱，發育遲緩，甚至疾病纏身。

　　腎精就相當於植物的種子，種子質量的好壞關係到植物以後的生長狀況。種子質量不好，植物長得矮小不說，葉子還萎黃，一點精神都沒有；如果種子質量好，那麼植物就會充滿生機，長得也就非常茂盛。同樣，如果父母體弱多病，生出來的孩子身體往往不好。

　　中醫認為先天稟賦不足是導致子女腎虛的主要原因。生活中，我們經常可以看到這樣的現象：有些小孩生下來後，沒有頭髮或頭髮稀少，長大後也仍然稀疏難長；有的小孩牙齒長得很晚；有的長到兩三歲後，仍站不穩，行走無力；有的小孩滿週歲後，頭項仍軟弱下垂、咀嚼無力、時流清涎、手不能握拳……中醫稱這些現象為「**五遲五軟**」，多是先天稟賦不足、發育不良所致。

　　明代著名醫學家汪綺石認為：「因先天者，指受氣之初，父母成年已衰老，或乘勞入房……精血不旺，致令所生之子夭弱。」用通俗一點的話講，就是孕育之始，如果父母體弱多病，精血虧虛，或酒後行房，或年齡很大才開始要孩子，生下來的孩子就會出現腎精虧虛的情況。

當然，先天稟賦不足的孩子，如果後天餵養得法，也可以補先天精氣，減少疾病的發生。如果先天不足，後天失養，那麼易致形體瘦弱，發育遲緩，產生一系列健康問題。

| 七情過激 | 情緒變化太大不利於腎臟健康

七情六慾，人皆有之。喜愛或厭惡、愉快或憂愁、振奮或恐懼等都是人類正常的情感活動。**喜、怒、憂、思、悲、恐、驚七情**的變化，若是在正常的範圍內，不會引起什麼病變。但是如果七情太過，就會引發腎功能障礙。

長期恐懼，會傷了腎氣。我們知道腎氣有固攝腎精的作用，腎氣一傷，固攝無力，精就容易外流，造成遺精。情緒失常也會傷腎，易導致腎陰虛。一會高興、一會悲傷，喜怒哀樂無常，或者經常精神緊張的話會影響氣在身體裡面的運行。氣在身體裡面橫衝亂撞就會化火，導致腎陰不足，腎經不通。陰虛則火旺，腎水不能上濟於心，心火偏亢，又會出現頭暈、心悸、失眠、多夢、耳鳴、腰酸、咽乾口燥、舌紅少苔等症。由於氣運行失常，腎經不通，腎經循行的部位還會出現疼痛感。所以為了保持腎臟健康，平時應儘量保持心情舒暢。

| 勞逸失當 | 過度勞累與過度安逸都會傷腎

無論工作還是生活中總有這樣一些人：他們總覺得工作的時間不夠，白天忙了一天後，晚上回到家裡面還會加班加點地忙。似乎只有這樣，才能讓自己真正充實起來。這樣一年半載還吃得消，可是時間一長，身體受不了了。這是因為勞累會耗氣，勞累過度的話就會損傷腎氣，導致腎氣虛，出現腰酸腿痛、腿腫、尿中泡沫增多且不易消退、

血尿、夜尿增多、尿量減少等症。

　　勞逸失當還有一層意思就是房事過度。房事過度的話會損傷腎氣，男子可出現滑精、早洩、陽痿等症；女子則會出現月經不調、白帶多等症，嚴重的話還會導致懷孕困難或者流產。

　　過度安逸同樣會引起腎虛。人過渡安逸，不勞動，不運動，臟腑功能就會減弱，從而導致氣血運行不暢，致使腎的氣化功能失調。

｜飲食不節｜腎虛的重要病因

　　中醫養生，很看重「飲食有節」。《黃帝內經》中說：「食飲有節……故能形與神俱，而盡終其天年，度百歲乃去。」《管子》中說：「飲食節……則身體利而壽命益；飲食不節……則形累而壽命損。」《千金要方》中也說：「飲食過多則聚積，渴飲過多則成痰。」

　　什麼是飲食有節呢？飲食有節是指飲食要有節制，不能隨心所欲，

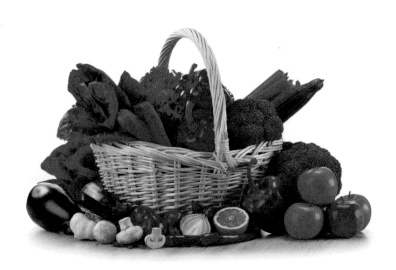

要講究吃的科學和方法。飲食有節的反面就是飲食不節,飲食有節有利於健康,飲食不節不僅不利於健康,還是腎虛的重要病因。

飲食不節有幾個方面的表現。首先是飲食過量。「飲食自倍,腸胃乃傷」,過量的飲食會導致脾胃功能受損。其次是長期進食肥甘厚味、辛辣煎炸的食物,使臟腑生熱,脾熱熾盛,引起脾胃功能障礙。其他如飲食不規律、不衛生等,也會造成脾胃功能的損傷。

為什麼說飲食不節是腎虛的重要病因呢?道理很簡單:**腎是先天之本**,**脾胃是後天之本**,如果飲食不節導致脾胃損傷,吃進身體裡的食物就難以被脾胃正常運化,導致後天之精供給不足,腎中的先天之精缺少後天之精的補充、滋養,腎中的精氣就會不足而生病。

外因傷腎

| 六淫 | 外在環境有時會成為「健康殺手」

　　人生活在自然界中，不可避免地要經受風吹雨打、天寒地凍的考驗。天氣突然變冷容易使人著涼感冒，長期在炎熱的環境中工作容易使人中暑，我們只有適應外界環境變化才能少生病。**中醫把風、寒、暑、濕、燥、火稱為六淫**，認為它們是讓人致病的外在因素。

　　一般情況下，六淫是不會讓人致病的，但當六淫超過了人的承受能力的時候，人就會生病。六淫多與季節氣候、居住環境有關。比如春季多風，夏季多暑，秋季多燥，冬季多寒，居住環境潮濕容易外感濕邪。

　　六淫往往是合力對人體發起進攻，比如風與寒、風與熱、寒與濕，濕與熱，熱與燥往往共同侵犯人體。如風寒感冒，就是風邪和寒邪同時侵入人體造成的。在各種外邪之中，寒邪是腎臟最大的敵人。寒邪損傷腎臟經絡，會導致經脈收縮、氣血運行受阻、陰陽失衡，嚴重的話會危及生命。

　　怎樣避免六淫傷腎呢？主要從日常生活細節入手。如經常參加體育鍛鍊，在季節轉換、氣候變化劇烈的時候注意增減衣服，合理飲食、不挑食偏食，起居規律等。

| 淤血 | 經脈不通易傷腎

　　很多孩子小的時候比較淘氣，尤其是一些男孩子，更是比較好動。

經常跑來跑去，磕磕碰碰也是難免的事情。磕碰之後，孩子身上往往就會青一塊、紫一塊的，這其實就是淤血了。

除了外傷會導致淤血外，一些臟腑疾病也會導致淤血。一般來說，淤血是臟腑功能失調的病理產物。大家可能都聽說過這樣的名詞：「氣虛血淤」、「陽虛血淤」、「氣滯血淤」、「濕濁血淤」。為什麼氣虛、陽虛等會導致血淤呢？道理很簡單，氣機不足不能推動血液運行或者陽氣不足不能溫煦血液等都會產生淤血。

淤血會損傷經絡，經絡是氣血運行的地方。經絡損傷，氣血運行不暢，就容易導致腎虛。所以，從養腎護腎的角度看，應儘量避免身體產生淤血。

| 外傷 | 血液循環不暢易傷腎

外傷包括槍彈傷、跌打損傷、燒燙傷等。外傷輕則傷及表皮，重則損及內臟，但無論是傷及表皮還是損及內臟，都會損傷脈絡，致使血液不循常道而溢出脈外變成淤血。上文說過，淤血是腎虛的重要致病因素，所以外傷容易引起腎虛。

另外，外傷往往引起情志異常，比如驚恐過度，恐則氣下，造成氣機逆亂，腎氣受損。前文我們說過，七情過激易傷腎，所以，外傷引起的情志異常也是腎虛的重要誘因。

| 藥物損傷 | 長期大量服藥加重身體負擔

南方地區的人特別喜歡「補」。我們知道，補通常可分為兩種，一種是**食補**，一種是**藥補**。食補這裡我們不提，單說藥補。很多患者為了能儘早擺脫腎虛的困擾，往往會選擇藥補的方法來調理腎臟。但是

我們要認清這樣一個問題：腎虛有陽虛和陰虛等不同類型，需要辨證施治，在分不清腎虛類型的情況下亂用補腎藥物，比如腎陰虛的人服用了壯陽的藥物，腎陽虛的人服用了滋陰的藥物，不僅難以起到補腎的作用，而且會適得其反，加重腎虛狀況。

誤補會傷腎，誤治也會傷腎。有一些醫生，由於醫術不精或者責任心不強等原因，給患者開的藥物配伍不當，或者劑量過大，或者開錯了藥方，都容易使患者正氣受損，傷及腎臟，引起腎虛等問題。

另外，**是藥三分毒**，補腎用藥也好，其他治病用藥也罷，如果長期大量服用，都會給身體增加排毒的負擔，勢必對腎臟造成影響。所以，從養腎護腎的角度看，無論是養腎還是治療其他疾病，長期大量服藥都是不可取的。

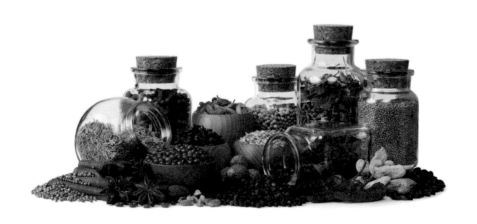

凡事預則立

關於養腎、補腎的幾個必知

「腎虛需要補腎，沒有腎虛，
可以通過養腎與護腎保健。」

PART 1 養還是補
養腎、護腎、補腎有什麼區別

從概念上來說，養腎、補腎、護腎是有區別的。

先說說補腎，這個詞我們再熟悉不過了，它是中醫的治療方法，一般離不開補腎的中藥。養腎和護腎就不一樣了，**養是休養，護是保護**。應注意在日常的飲食、起居、健身等方面來保養腎臟，使其得到充分的休養。人有腎虛的病症了需要通過補的方法治療，人沒有腎虛的問題，可以通過養腎、護腎的方法保健，**一個是治療，一個是預防**，這就是它們的區別。

所以，補腎是需要服藥的，只要是藥物就有藥性，需要謹慎對待。大家切不可在沒有多少醫學常識的情況下亂用補藥，否則不但難以起到應有的效果，甚至還會影響健康。建議大家覺得有腎虛問題的時候，一定要先看醫生。

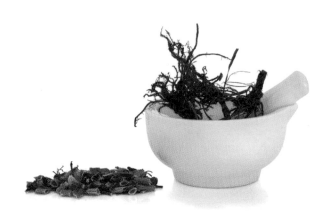

PART 2　何時補腎效果好　補腎的年齡、季節和時辰

｜四十歲與三十五歲｜男女腎氣轉衰的「分水嶺」

腎虛就要補腎，這是毋庸置疑的，那什麼時候開始補腎最好呢？這是根據人體腎氣的變化規律來確定。

《黃帝內經》中記載，人的生命過程是腎中精氣由弱到強，再由盛轉衰，直到消亡的過程。腎氣的變化規律男女並不完全一致，女子以七歲為一個變化週期，男子以八歲為一個變化週期。女子三十五歲（五七）、男子四十歲（五八）是腎氣由盛到衰的轉折點。《素問·上古天真論》中記載，女子「五七，陽明脈衰，面始焦，發始墮」，即女子到五七（三十五歲）的時候，面容開始憔悴，頭髮開始脫落；男子「五八，腎氣衰，發墮齒槁」，即男子到五八（四十歲）的時候，頭髮開始脫落，牙齒變得枯槁。而頭髮和牙齒都是靠腎氣滋養的，反映的是腎氣的盛衰。而女子是在五七、男子是在五八的時候頭髮和牙齒開始有變化的，所以女子三十五歲、男子四十歲腎氣開始虛弱，對正常人來說，女子最好從三十五歲開始，男子最好從四十歲開始補腎。

｜冬季｜養腎的最佳季節

《素問·四氣調神大論》說：「冬三月，此謂閉藏，水冰地坼，無擾乎陽。」四季之中，冬季是藏的季節，五臟之中，腎是主藏的臟腑。所以冬季是養腎的季節，冬季養腎的核心是什麼呢？那就是「無擾乎陽」。

Chapter 04

凡事預則立——關於養腎、補腎的幾個必知

　　冬三月陽氣閉藏的目的是為了使陽氣得到蓄積補充，即蓄養陽氣，到春季的時候有充足的陽氣供給生命的生發，所以不能打擾、干擾陽氣閉藏。在一天的小週期中，夜晚就是陽氣閉藏的時段，人體的陽氣要通過睡眠蓄積補充。如果在深夜熟睡的時候老有人打擾你，你將是一種什麼感覺呢，你會覺得特別難受，而且第二天會無精打采。這就是陽氣不能閉藏的結果，長此以往，身體就會垮掉。如果你將樹根刨起來，暴露在地面上，陽氣就會散失，生命就會消亡，到來年的春天這棵樹就不能發芽生長。這就是「無擾乎陽」的原因。《黃帝內經》中還說「冬傷於寒，春必病溫」，就是說如果冬天沒有保護好陽氣，被寒邪所傷，到了來年的春天就容易得溫病，溫病就是現在西醫所說的傳染病。

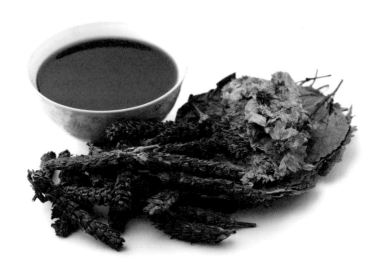

冬三月的主題是養藏，養藏就是養腎。其具體措施有以下幾方面。

第一是「早臥晚起，必待日光」。冬天夜長晝短，是為了讓陽氣得到充分的閉藏，生命得到充分的休養。冬天不要辜負漫漫長夜，天黑就睡覺，一直要睡到太陽出來了再起床，這是我們的陽氣閉藏是否充分的時間標準，也是我們冬天養藏的時間標準。其實，冬三月遵循的仍然是日出而作，日落而息的基本規律。

第二是「使志若伏若匿，若有私意，若已有得」。將自己的心事、情志藏匿隱伏起來，不要暴露，不要被外人看出來；就像有什麼私心似的，就像已經得到了自己渴望已久的東西似的，暗暗高興，不要再到外面去尋覓了，冬三月就是要「玩深沉」。

第三是「去寒就溫」。冬三月養藏之道的目的是使陽氣得到蓄積補充，使陽氣閉藏得越嚴密越好。房屋要關嚴實，睡覺要多蓋被子，出門要多穿衣服，甚至戴上帽子、口罩、手套等，這樣做就可以去寒就溫，就可以達到藏的目的。

第四是「無洩皮膚，使氣亟奪」。無洩皮膚就是不要使皮膚開洩出汗，因為出汗可使陽氣外洩，陽氣就不能藏了。所以，冬三月儘量不要運動，不要出汗。治療的時候也要儘量少用發汗的藥，少用汗法。雖然現在有人強調生命在於運動，但是不同季節運動的方式是不一樣的，按照《黃帝內經》的要求，**冬三月要以靜為主，以藏為主**。

以上措施的目的就是要從形體，到動作，到心靈都處於閉藏的狀態，順應冬三月養藏之道。

養藏就是養腎。

| 酉時 | 養腎的最佳時辰

補腎的時辰是酉時。

酉時相當於現在二十四小時制的十七～十九點，也就是下午的五～七點。

如果一個單位需要二十四小時值班，十二個人排班則是每人兩個小時，就是一個時辰，腎排在什麼時間呢，就是酉時。所以酉時找腎經是最方便的，也是最可靠的，補腎當然也是酉時最好了。凡是服補腎藥物、針灸補腎穴位，都是酉時療效最好

下面是**十二臟腑的時辰歌**，大家可以參照保養其他臟腑。

肺寅大卯胃辰宮，

脾巳心午小未中，

申胱酉腎心包戌，

亥焦子膽丑肝通。

用好養腎的
經絡和穴位

敲腎經，用穴位

「保養腎臟，可對位於體表的
腎經與穴位進行刺激。」

腎經及腎經上的養腎大穴

｜腎經｜身體裡的養腎「百寶箱」

人體有五臟六腑，有十二條經脈（**十二正經**），這五臟六腑和十二正經很有意思，每一條經脈對應一個臟腑，比如肝臟與肝經對應，腎臟與腎經對應。《靈樞·海論》說：「十二經脈者，內屬於府藏，外絡於肢節。」這句話非常簡潔地概括了十二正經與臟腑之間的關係：十二條經脈，在人體內部，隸屬於所對應的臟腑，在人體外部，分佈於四肢、頭和軀幹。根據這一特點，我們能夠發現一個養生保健的小竅門：保養人體內部的臟腑，可以通過刺激位於體表的與該臟腑對應的經絡。比如說，**保養腎臟，對位於體表的腎經進行刺激就行了。**

我們先看看腎經在哪。

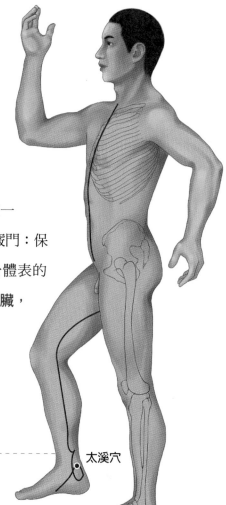

腎經循行路線

保養腎臟，可對位於體表
的腎經進行刺激。

太溪穴

腎經全稱是**足少陰腎經**，它起於腳小趾之下，斜行走向腳心附近的湧泉穴，在腳內踝的舟骨粗隆處分成兩個分支，一個分支進入腳跟之中，另一個分支沿著小腿內側向上循行，經過膕窩內側、大腿內後側，通過脊柱，進入人體內部，內屬於腎，並聯絡膀胱。直行的主幹脈，從腎向上通過肝和橫膈，進入肺中，沿著喉嚨，挾於舌根部。肺部支脈，從肺部出來，聯絡心，流注於胸中，與手厥陰心包經相接。

上面的這段關於腎經循行路線的敘述比較專業，一般讀者不容易看懂，也沒必要知道得那麼細。大家可以參照人體經絡穴位圖，看看腎經大致經過哪些地方，有一個總體印象就行。

那麼如何利用腎經養腎護腎呢？最簡單的方法就是用手掌或者按摩錘之類的工具沿著腎經循行的大致路線拍拍、敲敲，對腎經起到刺激作用就可以了。

當然，也可以充分利用腎經上的穴位，選取腎經上的重要穴位進行按摩、艾灸等，比如湧泉穴、太溪穴等。一般每個穴位每次按摩三～五分鐘，或者艾灸十五分鐘左右便可，不用太在意按摩方法。

|**湧泉穴**| 補腎固元的「長壽穴」

據說北宋大文學家蘇東坡不僅精通文理，也深諳養生之道，搓擦腳心是他每日必做的功課，所以雖年逾花甲仍然精力旺盛。有一次，蘇東坡到山中去拜會他的佛門好友佛印，在那裡談天說地，酌酒吟詩，不知不覺已過半夜，無法回城，只好下榻寺裡歇宿。就寢前蘇東坡脫去衣帽鞋襪，閉目盤膝而坐，先用右手按摩左腳心，再換左手擦右腳心。睡在對面床上的佛印見狀，便打趣道：「學士打禪坐，默念阿彌陀，

想隨觀音去，家中有老婆，奈何！」蘇東坡擦完腳心，睜開雙目笑著說：「東坡擦腳心，並非隨觀音，只為明雙目，世事看分明。」蘇東坡所擦處正是湧泉穴的所在，他稱此法能使人面色紅潤、腿腳輕快、不染疾病，所以日常總把它當做一門功課來做。

湧泉穴是一個著名的養生大穴，曾被養生專家視為人體的「**長壽穴**」，這當然與它的補腎功能分不開。

湧泉穴是人體足少陰腎經上一個非常重要的穴位。它位於腳底中線前1/3處，即當腳屈趾時，腳底前1/3凹陷處。《黃帝內經》上說：「腎出於一湧泉，湧泉者足心也。」意思是說：腎經之氣猶如源泉之水，來源於足下，湧出灌溉周身四肢各處。所以，湧泉穴在養生保健方面具有重要的作用。

對於按摩湧泉穴的好處，有歌訣云：「三里湧泉穴，長壽妙中訣。睡前按百次，健脾益精血。能益氣精神，呵護三寶物；識得其中趣，壽星隨手摘。」可見，**經常按摩湧泉穴，可以使人腎精充足、耳聰目明、精力充沛、性功能好、腰膝壯實不軟、行走有力。**

此外，按摩湧泉穴還能防治神經衰弱、失眠、高血壓、暈眩、焦躁、糖尿病、過敏性鼻炎、更年期綜合徵、婦科病、腎病等各種疾病，尤其對老年人哮喘、腰腿痿軟、便秘等病症具有十分明顯的效果。

對湧泉穴的按摩，不必拘泥於方法，方便的時候按揉按揉就能起到養生保健的作用，可

湧泉穴

經常按摩湧泉穴，可以使人腎精充足、耳聰目明、精力充沛、性功能好、腰膝壯實不軟、行走有力。

1/3

2/3

以每次按摩三～五分鐘。也可以對湧泉穴艾灸，可以用艾條進行溫和灸，每次灸十五分鐘左右便可。

｜太溪穴｜匯聚腎經元氣的「長江」

　　人體的穴位很有意思，有以動植物命名的，如魚際穴、伏兔穴、犢鼻穴、攢竹穴等，有以日月星辰命名的，如太白穴、天樞穴、日月穴等，有以人事活動命名的，如歸來穴、人迎穴、百會穴等，有以山、谷、丘、陵命名的，如承山穴、大陵穴、合谷穴、丘墟穴等，有以大小河流命名的，如湧泉穴、曲池穴、少海穴、太淵穴等，太溪穴就是以河流命名的一個典型穴位。從字面意義上看，「太」是大、多的意思，「溪」是溪水、水流的意思，「太溪」合起來的意思就是很大的水流。古人對穴位的命名很有講究，以日月星辰命名也好，以山川河流命名也罷，不是因為好玩才那樣命名，而是把穴位的功用作為主要考慮因素。太溪穴就是這樣，因為它是**腎經的原穴**，它在人體裡的作用**可以比作匯聚腎經元氣的「長江」，是人體保健的大穴。**

　　腎是人的先天之本，人體的元陰和元陽都來源於它，所以腎是人體元氣之源。太溪穴是腎經的原穴，是匯聚腎經元氣的「長江」，所以古人稱太溪穴為「**回陽九穴之一**」，認為它具有極高的回陽救逆之功。古代很多醫家面對垂危的病人，多用這個穴「補腎氣、斷生死」，如果在這個穴位上能摸到動脈的跳動，說明病人腎氣未竭，還可救治；如

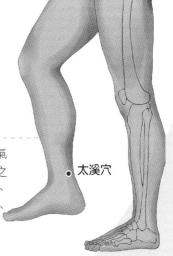

太溪穴是人體陽氣匯聚的一個重要之地，具有滋腎陰、補腎氣、壯腎陽、理胞宮的功能。

● 太溪穴

果沒有跳動，就說明病人陰氣纏身，比較危險了。

原穴善於治療對應臟腑之病，所以太溪穴善於治療腎臟疾病。人要健康長壽，人體的陰陽必須相對平衡，如果陰陽失調則病症群起。太溪穴是腎經原穴，補之則濟其虧損，洩之則祛其有餘，所以它既能治療腎陽虛所導致男女生殖方面的病症，又能治療陰虛火旺引起的盜汗、咯血以及五官等方面的病症。

腎藏精屬水，心主神明屬火，人體裡如果水火不能相濟，心腎不交，人就會出現煩躁、失眠等一系列神志方面的病症，所以太溪穴善治神志疾病。

腎主封藏，具有固攝作用，如果封藏功能失權，就容易出現二便失常、遺精，以及月經、白帶的問題，所以太溪穴對上述病症具有很好的治療作用。

刺激太溪穴具有提高腎功能的作用，所以可以經常按揉太溪穴，每次五分鐘左右便可，不必拘泥於按摩方法。當然在腎經的流注時間，即十七～十九點時按摩的效果更好，按揉時可用對側手的拇指按揉，也可以使用按摩棒或光滑的木棒按揉；按揉的力度，除了要有酸脹的感覺之外，還要有麻麻的感覺。

刺激太溪穴可以溫腎陽，所以手腳冰冷的人應該好好利用它。中醫認為手腳冰冷主要是體內有虛寒，是腎陽不足引起的。體內虛寒、腎陽不足者，氣血流到四肢，已經是強弩之末了，自然也就無法給手腳帶來溫暖。對於這類患者，最好的方法就是每天臨睡前在太溪穴處艾灸，每次灸十五分鐘左右便可。

腎經上的保健大穴還有很多，篇幅限制就不一一列舉了，大家可以參考相關圖書，自己找穴位按摩或者艾灸。

其他養腎大穴

｜關元穴｜封藏一身真元之處

關元穴是人體穴位裡的一個明星。為什麼這麼說呢？先看看字面意思：「關」就是關上，是封藏的意思，「元」就是元陽和元陰，合起來就是封藏一身之真元的意思。人的一身真元由它主管，你說厲害不厲害？

我們身體裡有一種維持生命活動的基本物質與原動力，叫元氣。中醫認為元氣稟於先天，藏在腎中，又依賴後天精氣充養，主要功能是推動人體的生長和發育，溫煦和激發臟腑、經絡等組織、器官的生理功能。

元氣是與生俱來的，從父母那裡繼承而來，又依賴後天的充養。隨著時間的推移，它會逐漸減少，人就會呈現衰老的態勢。怎樣才能更好地守護元氣呢？刺激關元穴就是一個很好的辦法。**關元穴就像人身體的一個閥門，將**

關元穴就像人身體的一個閥門，將人體元氣關在體內不洩漏，是男子藏精、女子蓄血之處，是人身上元陰、元陽的交會之處，是元氣的關隘，所以叫「關元」。

關元穴

人體元氣關在體內不讓它洩漏，是男子藏精、女子蓄血之處，是人身上元陰、元陽的交匯之處，是元氣的關隘。

刺激關元穴，可以使腎氣活躍，補充腎氣。打個比方，元氣就像是父母留給我們的一筆遺產，它的多少是一定的，我們每天都取出一筆使用，時間一長這筆遺產就被使用殆盡了。怎麼讓這筆遺產的數目不至於減少太快呢？一個重要的方法就是努力掙錢，存一些錢供自己使用。刺激關元穴的作用就相當於給自己存錢，自己存的錢多了，對父母遺產的使用才能減少。

關元穴對很多常見疾病都有治療作用，比如遺精、陽痿、早洩、月經不調、赤白帶下等生殖系統疾病，咳嗽、氣喘、咯血等呼吸系統疾病，還有記憶力減退、腰膝痠軟、周身無力等。所以，無論是日常保健，還是治療與腎虛相關的疾病，都應該重視對關元穴的利用。

這個穴位很好找，它在下腹部，身體的正中線上，臍下 3 吋。取穴的時候可以採用站立的姿勢，將除大拇指外的四指併攏，從肚臍處向下橫量，在小指的下緣處即是該穴。

日常居家使用關元穴，可以按摩，每次三～五分鐘便可；艾灸的效果更好，每次灸十五分鐘左右。

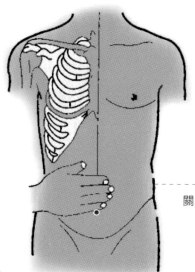

關元穴簡易取穴方法。

｜氣海穴｜匯聚先天之氣的「海洋」

氣海的字面意思可以理解為元氣的海洋，它還有另外一個名字——**丹田**。說到丹田，愛看武俠小說的朋友一定不陌生，金庸先生在他的不少武俠小說中都描述過它，那些武功大成者每每丹田之氣湧動，力量忽如排山倒海般而出的情景著實讓人震撼。這當然是作者的文學誇張，不可當真。不過拋開文學不談，古代醫家對氣海穴的作用也是十分重視的，認為丹田之氣由精產生，氣又生神，神又統攝精與氣。精是本源，氣是動力，神是主宰，丹田（氣海）內氣的強弱，決定了人的盛衰存亡。

氣海穴在我們的下腹部，身體前正中線上，肚臍眼直下 1.5 吋處。取穴的時候，把中指和食指併攏，放在肚臍眼下緣，往直下量取兩橫指，該處就是氣海穴。氣海穴位於兩腎之間，是人體先天元氣彙集之處，與人的元氣相通，是元陽之本、真氣生發之處，更是人體生命動力之源泉，具有培補元氣、回陽固脫的作用，凡是元氣不足、元氣虛弱的人都可以通過刺激它得到改善。通過刺激此穴能夠鼓舞臟腑經絡氣血的新陳代謝，使之流轉循環自動不息，生命因此得以維持。古書記載氣海穴為男性「**生氣之海**」，也就是說它是精力的源泉。因此「氣海」充實，則百病可治，永保強壯。

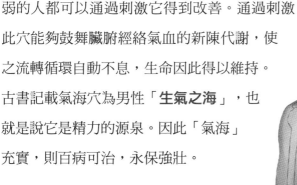

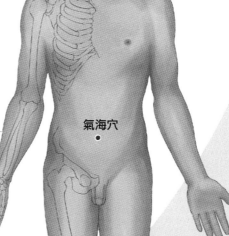

氣海穴

氣海穴位於兩腎之間，與人的元氣相通，是元陽之本、真氣生發之處，更是人體生命動力之源泉。

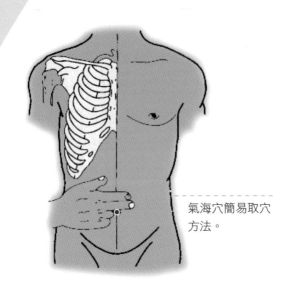

氣海穴簡易取穴方法。

有一句俗語叫「**氣海一穴暖全身**」，很形象地說明了氣海穴的保健養生作用。刺激它對婦科虛性疾病，如月經不調、崩漏、帶下，或者男科的陽痿、遺精，以及中風、脫肛都有很好的防治作用，中老年人用來養生保健效果更好。

如何使用氣海穴呢？方法很簡單，按摩和艾灸效果都很好。按摩堅持一個原則，每次三～五分鐘，手法不限，能起到刺激作用就行。艾灸氣海穴能生發和培補元氣，有滋榮百脈、益腎固精、保健強身、解除疲勞的作用。將艾條點燃後，放在距穴位皮膚二～三公分處進行熏烤，以使穴位局部溫熱，又不致燒傷皮膚為度，一般每次艾灸十五分鐘左右為宜。

| 腎俞穴 | 人體腎氣輸注之處

說到腎俞穴，先給大家說一件事情。有一位老年朋友，體質比較虛弱，動不動就生病。這位老人沒有退休之前，工作比較繁忙，每天幾乎都加班加點工作。退休後，人清閒了下來，可身體的健康狀況卻一天不如一天。後來女兒聽說按摩腎俞穴對改善體質很管用，就抱著試試看的心情每天堅持為父親按摩腎俞穴。按摩了兩個月，老人不光是體質得到增強，人看上去也有精神了。

腎俞穴為什麼這麼有用呢？

在介紹腎俞穴之前，先給大家介紹一點基礎知識。**在中醫學中，治療的基礎是證候，而證候的性質最重要的是虛實，虛證要用補法，實證要用瀉法。**藥物治療靠的是補藥和瀉藥，針灸治療要靠穴位，每一個臟腑都有一個專用的補虛的穴位和一個專用的瀉實的穴位，**補虛的穴位就是俞穴**，瀉實的穴位就是募穴。現在我相信大家已經知道腎俞穴為什麼對補腎重要了。

腎俞穴是背俞穴之一。背俞穴是五臟六腑之精氣輸注於體表的部位，是調節臟腑功能、振奮人體正氣的要穴。《類經》中說「十二俞……皆通於臟氣。」背俞穴都分佈在腰背部膀胱經上，各臟腑的背俞穴與相應的臟腑位置基本對應。腎俞穴所處的位置與腎臟所在部位也是對應的，為腎臟之氣輸通出入之處。因此，腎俞穴對於腎臟的功能有著非常重要的保健作用。

腎俞穴可以治療哪些常見疾病呢？鑑於腎俞穴調節腎臟的功能，基本上與腎虛有關的疾病都可以考慮使用它，比如耳聾、耳鳴、久咳、哮喘，以及男性陽痿、早洩、遺精、不育，女性月經病、不孕、子宮脫垂等，另外對泌尿系統、消化系統疾病也非常有效。

腰為腎之府，由於腎俞穴屬於膀胱經，膀胱經與腎經相表裡，刺激膀胱經上的腎俞穴能起到調節腎經的作用；加上腎俞

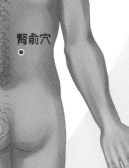

腎俞穴

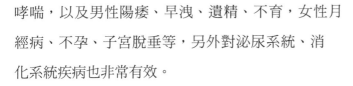
腎俞穴所處位置與腎臟所在部位是對應的，為腎臟之氣輸通出入之處。因此，腎俞穴對於腎臟功能有著非常重要的保健作用。

穴是腎的背俞穴，是腎氣輸注的地方，所以**腎俞穴是治療腰痛的首選穴**。一些上班族久坐傷腎，過早地出現了腰痛的問題，很多老年人常年受腰痛的困擾，怎麼辦呢？除了接受專業醫生的治療，自己多按揉腎俞穴就是一個很好的辦法，不用在意按摩的手法，每次按三～五分鐘便可。

腎俞穴在腰背部，第二腰椎棘突下，旁開 1.5 吋處。怎麼找呢？我有個好辦法：人體背部與肚臍眼正對的位置就是第二腰椎，在第二腰椎棘突下向左或者向右量取 1.5 吋（中指、食指併攏後的寬度）就可以了。

| 命門穴 | 掌控生命的「門戶」

從字面上看，命是指生命，門是指出入的通道，合起來的意思就是生命的通道。說命門是掌控生命的門戶未免讓人覺得有點玄乎，但中醫確實非常看重命門穴的功能。

命門穴的養腎功能包括養腎陰和養腎陽兩方面。中醫認為命門是兩腎之間的動氣，蘊藏先天之氣，內藏真火，稱為「命門火」，命門火衰的人會出現四肢清冷、五更瀉的問題。命門之火就是人體的陽氣，命門火衰的病症與腎陽不足證大多一致。很多人有四肢冰冷的問題，睡覺時也總是不暖和，其實這就是中醫裡所說的「命門火衰」之相。

命門穴

經常按摩命門穴可強腎固本，溫腎壯陽。

經常按摩命門穴可強腎固本，溫腎壯陽，強腰膝，固腎氣，能治療腰部虛冷疼痛、遺尿、腹瀉，男性遺精、陽痿，以及女性的虛寒性月經不調、習慣性流產等症，並能延緩人體衰老，疏通督脈上的氣滯點，加強其與任脈的聯繫，促進真氣在任督二脈上的運行。

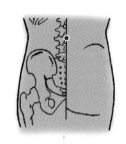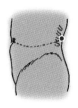

命門穴簡易取穴方法。

按摩命門穴不必在意方法、時間，方便的時候按揉按揉就能起到保健作用。艾灸命門穴效果更好，將艾條的一端點燃後，距離皮膚二～三公分，對準命門穴艾灸，使局部有溫熱感而不灼痛為宜，每次灸三十～六十分鐘，灸致局部皮膚產生紅暈為度，每星期灸一次。這種方法對於女性手腳冰涼、老年人關節怕冷、男性尿頻尿急等諸多陽虛症狀都可以起到很好的緩解作用。日常保健可以每次灸十五分鐘左右，隔天灸一次。

命門穴很好找，因為它和我們的肚臍眼是前後相對的，所以，我們在找該穴的時候，只要以肚臍為中心圍繞腰部做一個圓圈，這個圓圈與背後正中線的交點處就是了。

｜足三里穴｜調養脾胃好養腎

說到足三里穴，我先給大家講個故事。

據說日本元保十五年九月十一日，在永代橋換架竣工儀式上，主辦方邀請當地年歲最高者率先過河，以示祝福。三河水泉村百姓滿平一家人均被選中，因為滿平二百四十二歲，滿平之妻二百二十一歲，

滿平之子萬吉一百九十六歲，萬吉之妻一百九十三歲，滿平之孫萬藏一百五十一歲，萬藏之妻一百三十八歲，都年過百歲。當人們問及長壽秘訣，滿平笑答：「唯有祖傳三里灸耳。」這裡所說的三里灸，即艾灸足三里穴。當然，故事應該有一定的誇張成分，但足三里穴的保健作用確實非同一般。

足三里穴是歷代醫家所推崇的養生保健要穴，它屬於胃經，是調養脾胃的大穴。中醫認為脾胃是後天之本，氣血生化之源，對五臟六腑有充養作用。

作為著名強壯要穴，足三里穴的保健作用幾乎盡人皆知。「若要安，三里常不幹」，說的就是常灸該穴有保健作用。「常按足三里，勝吃老母雞」，也很形象地說出了它的保健作用。

細心的朋友可能會問，足三里穴既然是用來調補脾胃的，那與我們的腎有什麼關係嗎？其實道理很簡單：腎為「先天之本」，脾胃為「後天之本」，腎的精氣有賴於水穀精微的培育和充養。所以，**要想腎臟安康，必須脾胃調和。**刺激具有調補脾胃作用的足三里穴，可以補益氣血，扶正培元，達到保健防病、強身健體的目的。

足三里穴在小腿前外側，外膝眼（犢鼻穴）下 3 吋，距離脛骨前緣一橫指（中指）處。我告訴大家一個簡易取穴方法：站立，把手張開，虎口圍住同側髕骨上外緣，其餘四指向下，中指指尖所指之處就是足三里穴。

刺激足三里穴的方法除了用手進行按揉外，也可以用一個小按摩錘之類的東西進行敲擊，力量以產生酸脹感為宜，每次

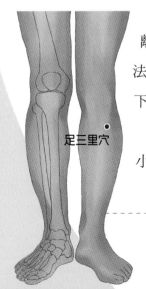

足三里穴

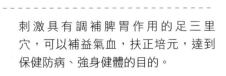

刺激具有調補脾胃作用的足三里穴，可以補益氣血，扶正培元，達到保健防病、強身健體的目的。

五～十分鐘便可。

艾灸足三里穴能夠促進氣血
運行，起到溫中散寒、化淤消腫
的作用，並能健脾補胃，增強正
氣，提高機體的免疫功能，從而
發揮其防病強身、延年益壽的作
用。可以用艾條溫和灸，操作時
將艾條一端點燃，對準足三里，

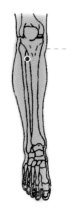

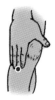

足三里穴簡易取穴方法。

約距二～三公分，一般每側穴位灸十五～二十分鐘，至皮膚稍現紅暈
為度，隔日施灸一次，一個月灸十餘次左右。老年人可於每日臨睡前
三十分鐘左右施灸，施灸時注意避風。

| 三陰交穴 | 通補肝、脾、腎的名穴

中國的鐵路網非常發達，有很多著名的鐵路線，每個鐵路線上分佈
著大大小小的車站，其中有一個鐵路站非常著名，那就是鄭州站，因
為京廣線、隴海線這兩條著名的鐵路線都經過該站，所以起著關鍵的
樞紐作用，一旦該站運營出現問題，將會影響兩條鐵
路線的運營。

人體上有一個穴位比鄭州站還著名，人體的十二正
經中有三條正經都經過它，它的「運營」狀況直接影響
到這三條正經，它就是三陰交穴。

三陰交處於脾經、腎經、肝經三條陰經交會處，是

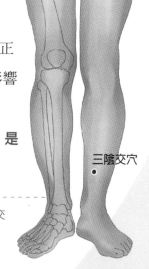

三陰交穴

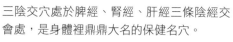

三陰交穴處於脾經、腎經、肝經三條陰經交
會處，是身體裡鼎鼎大名的保健名穴。

身體裡鼎鼎大名的保健名穴。

中醫認為，脾統血，肝藏血行氣，腎藏精，三陰交穴雖歸屬於脾經，但因為和另外兩條經脈的特殊關係，所以經常按揉三陰交這個穴位，可健脾益血，調肝補腎。

人的五臟六腑是相互聯繫的，一臟或者一腑出現問題往往殃及其他臟腑，所以，**中醫養生、治病講究整體觀，忌諱頭疼醫頭，腳疼醫腳。**

腎與肝和脾有著緊密的聯繫。腎藏精，肝藏血，精和血之間存在著相互化生、相互轉化的關係，自古就有「**肝腎同源**」、「**精血同源**」的說法。血的化生有賴於腎中精氣的氣化，腎精的充沛也有賴於肝血的滋養，所以，要想把腎養好，必須重視對肝的保養。

腎是先天之本，脾是後天之本，腎和脾的關係是先天和後天相互滋養的關係。腎藏先天之精，需要依靠脾胃所化生的水穀精微不斷補充和濡養；脾胃化生水穀精微的功能又依靠腎中元氣的激發和推動，所以，**養腎不可不養脾胃。**

有什麼方法能同時調補肝、脾、腎三臟呢？刺激三陰交穴再簡單不過了。所以，無論是從養生還是養腎的角度看，三陰交穴都應該充分利用起來。

三陰交穴在小腿內側，足內踝尖上 3 吋，脛骨內側緣後方。取穴的時候正坐，把除大拇指外的其餘四指併攏，小指下緣緊靠內踝尖上，食指上緣所在水平線與脛骨後緣的交點就是。

日常保健，按摩三陰交穴或者艾灸都很有用。可以每次按摩三～五分鐘，或者用艾條溫和灸十五分鐘左右，長期堅持，可讓人身輕體健。

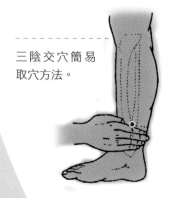

三陰交穴簡易取穴方法。

會吃才健康

隨處可得的養腎食物

「更好地儲藏後天之精，
人體的生命機能才能旺盛，
遠離疾病，遠離衰老。」

常見養腎食物

｜逢黑必補｜黑色食物好養腎

　　很多人都知道黑色食物有很好的補腎效果，但黑色食物為什麼能補腎？補得又是腎的什麼？能把這層關係說明白的少之又少。

　　在中醫的五行學說中，**黑色和腎臟對應的都是水**，它們同為一行，黑色能補腎是理所當然的。《素問‧六節藏象論》裡講「腎者，主蟄封藏之本，精之處也」，意思是說腎的首要功能是藏精。腎是人體的藏精大戶，也就是先天、後天之精的貯藏之地。黑色既能補腎，又對腎精有很好的固攝之效，內外相加，自是養腎、養精的上好選擇了。

　　大家可能也還有疑問，不就是顏色黑點嗎？有那麼神嗎？大家也可以看看現代研究的結果。研究結果表明，黑色食物中含有豐富的抗衰老物質，如**黑豆、黑米、黑芝麻中都含維生素 E，黑米中還含有硒，這些物質都具有很強的抗氧化作用**，可以清除自由基，而氧化過度，自由基的產生是加速人體衰老的重要原因，所以黑色的食物是可以抗衰老的，**衰老是腎虛的表現**，這就是黑色食物補腎的現代解釋。

　　生活中我們可以選擇黑色食物來養護自己的腎，讓身體更健康。

　　民間有個說法叫「逢黑必補」，意思就是黑色的食物對健康很有好處。我們常吃的黑色食物，包括**黑米、黑豆、黑芝麻、黑棗、黑木耳**，都具有補腎作用。下面我們來看一看這些黑色食品的具體功效。

　　黑米也被稱為**「補血米」、「長壽米」**，古時候還是宮廷御用的「貢

米」。中醫認為：黑米滋陰補腎，明目活血，暖胃養肝，烏髮養顏，延年益壽。

　　豆被古人譽為腎之穀，黑豆味甘性平，不僅形狀像腎，還有補腎強身、活血利水、解毒、潤膚的功效，特別適合腎虛患者。

　　黑棗有「營養倉庫」之稱，性溫味甘，有補中益氣、補腎、養胃及補血的功能。

　　黑木耳是一種營養豐富的著名食用菌，有益氣、充飢、輕身強智、止血止痛、補血活血等功效。

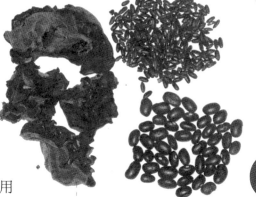

黑色食物對腎大有好處，黑米、黑豆、黑木耳等都有補腎作用

　　黑芝麻性平味甘，有補肝腎、潤五臟的作用，對因肝腎精血不足引起的眩暈、白髮、脫髮、腰膝痠軟、腸燥便秘等有較好的食療保健作用。

　　這五種食物一起熬粥，更是難得的養腎佳品。

　　除了上面介紹的這五種黑色食品外，生活中常見的黑色食品還有很多，大家可以靈活選用。

｜鹹入腎｜鹹味食物善養腎

　　鹹味自古被列為五味之首，《素問·五藏生成》中說：「色味當五藏……黑當腎，鹹。」《素問·金匱真言論》中說：「北方黑色，入通於腎……其味鹹。」《素問·陰陽應象大論》中說：「其在天為寒……在藏為腎……在味為鹹。」以上都說明鹹為腎之味。**酸、苦、甘、辛、**

鹹五味與五行的配屬為：**酸屬木，苦屬心，甘屬脾，辛屬金，鹹屬水。**五臟之中，腎亦屬水，故鹹與腎同類相屬。五味中的鹹和五臟中的腎具有特殊的親和性，凡是鹹味的食物都入腎，具有補腎的作用。

說到鹹味的食物，人們最先想到的就是鹽。「開門七件事，柴米油鹽醬醋茶。」人們的生活，沒有一天能夠離開鹽。鹽作為鹹味的代表，除了可以調味外，還有補腎、引火下行、潤燥祛風、清熱滲濕、明目的功效。李時珍說：「鹽為百病之主，百病無不用之。故服補腎藥用鹽湯者，鹹歸腎，乃藥氣入本臟也。」腎有調節水液代謝的作用，而鹹味食物能調節人體細胞和血液滲透壓平衡及水鹽代謝，可增強體力和食慾，防止痙攣。因此，在嘔吐、腹瀉及大汗後，適量喝點淡鹽水，可補充體內微量元素。

具有鹹味的食物，多為海產品及某些肉類，如海帶、紫菜、海藻、海蜇、墨魚、豬肉等。下面我給大家介紹幾種常見鹹味食物的補腎功效及食用方法。

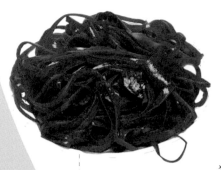

海帶味鹹，有補腎作用。

海帶味鹹，表面有一種白色粉末，略帶甜味，叫**甘露醇**。甘露醇在海帶裡含量很高，具有利尿作用，可治療腎功能衰竭、藥物中毒、浮腫等。另外，海帶中還含有一種叫**藻酸**的物質，這種物質能使人體中過多的鹽排出體外，不僅對高血壓患者有好處，對腎病也有獨特的預防作用。因此，有腎功能衰竭等腎臟疾病的人應多吃些海帶。

墨魚味鹹、性平，入肝、腎經；具有養血、

通經、催乳、補脾、益腎、滋陰、調經、止帶之功效；用於治療婦女經血不調、水腫、濕痺、痔瘡、腳氣等症。食用墨魚的方法有紅燒、爆炒、　、燉、燴、涼拌、做湯等。用墨魚和冬瓜做成墨魚冬瓜粥有補脾益、利水消腫的作用。

海蜇味鹹，有清熱化痰、消積潤腸的作用，對痰熱咳嗽、小兒積滯、大便燥結者有效；豬肉味鹹，除能滋陰外，也能潤燥，適宜熱病津傷、燥咳、便秘者食用。

鹹味入腎經，適當食用能補腎強腰，強壯骨骼，使身體有勁，充滿活力，但吃了過多的鹹味食物也會傷腎。鹹味食物多大寒，久食大寒食物不但傷腎，降腎火，同時也損傷脾胃，所以食用鹹味食物也應適度。

|腎穀豆|五穀之中豆類最養腎

在《黃帝內經》的《素問‧金匱真言論》中有這樣一段論討腎的經文：「北方黑色，入通於腎，開竅於二陰，藏精於腎，故病在谿，其味鹹，其類水，其畜彘，其穀豆，其應四時，上為辰星，是以知病之在骨也，其音羽，其數六，其臭腐。」其中提到了「腎穀豆」，說的是五臟中的腎和五穀中的豆具有特殊的關係，豆對腎臟具有保護作用。民間也有「每天吃豆三錢，何需服藥連年」的諺語。從前人總結的經驗中可以看出，豆類食品大多有藥食兩用的特點，具有一定的保健功效，可輔助治療一些疾病。

《黃帝內經》中「腎穀豆」的「豆」指的是黃豆。看到黃豆人們總會想到腎，因為黃豆長得太像腎了。所以醫學的教科書中介紹腎的形態的時候形容為「其形如豆」。黃豆的營養價值非常高，含有豐富的

植物性蛋白質、人體必需氨基酸，自古即博得「**田中之肉**」的美譽；所含的大豆黃酮和染料木素，可讓人保持青春；所含的不飽和脂肪酸可幫助身體排出沉澱在血管壁上的膽固醇；所含的卵磷脂，有防止血管硬化的作用，對心血管疾病有很好的療效。

《黃帝內經》中「腎穀豆」的意思是指黃豆具有很好的補腎作用，腎虛的人應該多吃豆類食物。很多人可能不同意這個說法，因為醫生反覆告訴他們腎病患者不能吃豆類食物，特別是腎功能衰竭的患者，吃了豆類食物會加重病情。

來找我看病的腎病患者都會問到這個問題。這是因為很多醫生書讀太少，既不讀像《黃帝內經》這樣的醫學經典著作，也不關注醫學的研究動態，所以一定程度上誤導了患者。國外的醫生用等量的大豆蛋白和動物蛋白餵養製成慢性腎衰模型的動物，結果吃大豆蛋白的動物腎功能好轉而吃動物蛋白的動物腎功能惡化，在慢性腎衰病人的身上也得出了同樣的結論，就是大豆蛋白更有利於腎功能的恢復。國外的醫生用現代醫學證明了《黃帝內經》中的理論是科學的，由此大家也應該思考一下：是不是西醫的理論就比中醫高明？

豆類食品具有補腎功能。

除了大豆以外，其他豆類的補腎效果也是很好的，如綠豆、黑豆、紅豆、豌豆等，建議大家根據身體情況靈活選用。

｜腎果栗｜五果之中栗子最補腎

五果是指李、杏、棗、桃、栗。五果與五行的配屬關係為：**李屬木，杏屬火，棗屬土，桃屬金，栗屬水**。五臟之中腎屬水，栗與腎同類相屬，

因此，栗子可以補腎。

栗，即栗子，又名大栗、栗子，性溫，味甘，入腎經和脾胃經。具有補腎氣、強筋骨的作用。可治療腎虛所致的腰膝痠軟、小便頻數等症；還可健脾止瀉，用於治療脾胃虛寒所致的洩瀉。

有人可能會問，小小的栗子真的有這麼好的功效嗎？看過《紅樓夢》的朋友都知道，書中有十二個美女，叫金陵十二釵，這十二釵中大部分人身體都不太好。秦可卿早亡，王熙鳳沒有活過三十歲，黛玉就更不必說了，從小體弱多病，三歲就開始吃藥了，薛寶釵必須要靠「冷香丸」才能夠控制自己咳嗽咳喘的毛病。但是有一個人非常特別，別人不敢吃肉喝酒，她敢；別人不敢在石頭上睡覺，她也敢。她就是史湘云。像烤鹿肉這樣難以消化的東西，黛玉肯定是無福消受，而史湘云能大塊吃肉，大口喝酒，沒有任何不適的表現，足見她是身體好，胃口棒。她不僅愛吃烤鹿肉，還特別愛吃栗粉糕。栗粉糕的主要材料是栗子，這跟湘云的健康有什麼關係呢？中醫認為栗子可以補腎，在石頭上睡覺是容易損傷腎氣的，「五勞七傷」裡「久坐濕地傷腎」說的就是這個道理，湘云敢在石頭上面睡覺而身體無恙，應該說與補充腎氣的栗粉糕有一定關係。

又有人說了，那是小說裡寫的，不是真實的，不能當真。的確，小說中的事情不一定能作為依據。但事實上，栗子補腎氣是經過臨床驗證的。研究證實，中老年人由於前列腺問題經常會出現小便頻數甚至

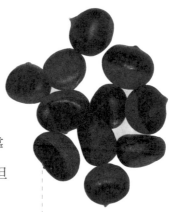

五臟之中腎屬水，栗子與腎同類相屬，因此，栗子可以補腎。

淋漓不盡的問題，如果是腎氣虛引起，只要吃一些栗子，經過一段時間症狀就會有所緩解。《本草綱目》也曾指出，「栗治腎虛，腰腿無力，能通腎益氣，厚腸胃也」，「有人內寒，暴瀉如注，食煨栗二三十枚頓愈」。

栗子熟食香、甜、糯，但生吃的補腎功效會更強。孫思邈在《千金方・食治》中就提出：「生食之，甚治腰腳不遂。」古代《經驗方》也指出：「治腎虛腰腳無力，以袋盛生栗懸幹，每旦吃十餘顆，次吃豬腎粥助之，久必強健。」關於生吃栗子能治病的說法，還有一個故事，說的是唐宋八大家之一的蘇轍，年紀大了出現腰背痠痛、腰膝痠軟的症狀。有一個老翁教給他一個方法——生吃栗子。結果一段時間後，他的病果然好了，蘇轍因此還特意作了一首詩來記載這件事：「老去自添腰腿病，山翁服栗舊傳方。客來為說晨興晚，三咽徐妝白玉漿。」

栗子的補益功效雖好，但生吃難消化，熟食又易滯氣，所以，一次不宜多食。最好在兩餐之間把栗子當成零食，或做在飯菜裡吃，而不是飯後大量吃，以免攝入過多的熱量，不利於控制體重。另外，新鮮栗子容易發霉變質，吃了發霉的栗子會引起中毒，所以，變質的栗子不能吃。

| 腎菜藿 | 五菜之中、豆苗最補腎

古時候，人們把常見的五種蔬菜合稱為五菜，這**五菜是指韭、薤、葵、蔥、藿。**五菜與五行相配，配屬關係為：**韭屬木，薤屬火，葵屬土，蔥屬金，藿屬水。**五臟之中，腎屬水。藿與腎同類相屬，所以把藿稱為腎菜，認為食用它能夠補腎。

古代五菜中的葵、藿、薤今天已難見到，唯獨韭和蔥，至今仍深受

歡迎。那麼，藿到底是一種什麼蔬菜呢？在市場上怎麼沒見著有這樣的蔬菜出售呢？這是大多數人都會有的疑問。讀過《詩經‧小雅‧白駒》的人，都知道中國古代的留客之道，即留客先留馬——「皎皎白駒，食我場苗……皎皎白駒，食我場藿……」馬樂不思蜀了，客人自然就留下了。這裡的「苗」應該是豆苗，「藿」應該是豆葉。《廣雅‧釋草》中也說得很明確：「豆角謂之莢，其葉謂之藿。」

至於藿指的是「豆苗」還是「豆葉」無關緊要。在古代詩文裡，藿可能兼「豆苗」與「豆葉」而有之。更早的時候，藿可能指豆葉。因為古人種植不易，少有食苗啃嫩的。隨著人們對菜蔬要求的提高，由食「豆葉」到吃「豆苗」，也是合乎生活邏輯的。對於藿，我的理解是豆類的嫩芽，當然也包括嫩葉。立春之後，豌豆苗便現身菜市。**今天的豌豆苗就可以看作是五菜中的藿。**

豌豆苗又名**龍鬚菜**，乃指豌豆苗莢上的鬚絲。在古代，豌豆苗是備受推崇的清鮮小蔬，酷嗜此味的蘇軾，寫了一首名為《元修菜》的詩：「彼美君家菜，鋪田綠茸茸。豆莢圓且小，槐芽細而豐……」這裡的元修菜就是豌豆苗。當年蘇軾烹飪豌豆苗的方式與今人大不相同。「點酒下鹹豉，縷橙薦薑蔥。那知雞與豚，但想放箸空。」把薑蔥切碎，佐以豌豆苗，用酒和鹽醬調味，一同煮成菜羹，　　　　吃起來比雞肉味道更美。

因為藿是豆類的嫩芽，在古代應該是很珍貴的，一直到清代，豌豆苗在市場上仍然是珍稀之

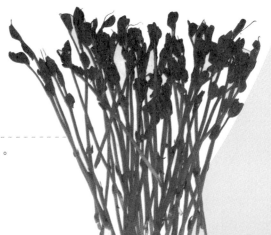

豌豆苗、豌豆葉等有補腎作用。

蔬，每兩售價需三十餘錢，尋常人只有在酒席上才能偶爾吃到。由於售價昂貴，人們也不大捨得捏掉老的部分，以至豌豆苗每根有十幾公分長，寥寥數根用雞湯煮了，就是一道很高檔的時鮮菜餚。而現代社會，豌豆苗也早已成為菜中常品了。將豌豆苗清炒食用，具有健脾益氣、利尿降壓的作用，對高血壓病、慢性腎炎、慢性腸炎、營養不良性水腫都有療效。其做法非常簡單：準備鮮嫩豌豆苗 300 克，植物油、味精、料酒、精鹽適量。把豌豆苗洗淨，切成小段，投進油鍋，用旺火炒熟，加料酒、精鹽、味精即可。

| 腎畜彘 | 五畜之中豬肉最補腎

五畜指犬、羊、牛、雞、彘。五畜與五行的配屬關係為：犬屬木，羊屬火，牛屬土，雞屬金，彘屬水。五臟之中腎屬水，腎與彘同類相屬，彘為水畜，入腎，故有補腎的作用。

那麼彘是什麼東西呢？彘就是豬。大家或許會問，豬不是豚嗎？對，豚也是豬。只不過**彘是大豬，豚是小豬**。豬肉性寒，具有補虛、滋陰等食療作用。在日本，豬肉亦被稱為「長壽之藥」。有人說，豬肉吃多了容易患心腦血管疾病，怎麼還會有「長壽之藥」的美譽呢？主要還是要注意烹調的方法。有調查發現，某地八十歲以上的長壽老人幾乎每天都吃豬肉，但烹調方法很特別——豬肉煮的時間都很長。先將豬肉煮兩三個小時後，再加入海帶或蘿蔔煮一個小時，做成一種湯菜食用。**研究表明，豬肉經長時間燉煮後，脂肪會減少 30% ～ 50%，不飽和脂肪酸會增加，而膽固醇含量會大大降低，這樣就可以降低患心腦血管疾病的風險了。**

說到豬肉的烹調和補益作用，我再給大家講一個與豬肉有關的醫

案。有個孕婦連續咳嗽好幾個月，久治不癒。後來遇到一個醫生，教了她一個方法：把半肥半瘦的豬肉切成小塊，放入沸水中用大火煮三分鐘，停火後把豬肉撈去，留湯服用。喝了這種豬肉湯後那個孕婦的咳嗽很快就痊癒了。

下面我再向大家推薦一款冬季養腎的好食譜——栗子燜豬肉。五花肉 500 克、栗子（鮮）600 克、蒜頭適量。先用生粉、醬油醃製五花肉，蒜頭切成片；將栗子用沸水煮熟撈出，去殼去內皮，洗淨備用；下油熱鍋，放蒜片，將豬肉放入鍋內炒至變色，加入栗子翻炒幾下，加水燜熟即可。本菜以豬肉、栗子為主料，不僅香糯可口，而且補益性強。栗子號稱乾果之王，有健脾益胃、補腎強腰、強筋骨、活血、止血之功。不過栗子不宜食用過多，否則可致腹部脹氣，由於本菜含動物脂肪，熱量較高，體胖者與高膽固醇的人不宜多吃。

豬肉的脂肪主要在肥肉中，所以吃豬肉一是要適量，二是儘量吃瘦豬肉，這樣既可以達到補腎的目的，也可避免攝入過多的脂肪。

| 山藥 | 補腎健脾的「上品之藥」

據說諸國混戰的時候，有一個弱國的軍隊被打敗了，士兵們只好逃到大山裡面，戰勝國的軍隊把大山團團圍住，斷了他們糧草的來源，想把他們困死於山中。誰知過了很長一段時間，山裡一點動靜也沒有，圍困大山的官兵以為他們一定都餓死了，就放鬆了戒備。忽然有一天從山裡殺出一支兵強馬壯的軍隊，殺得他們措手不

山藥，能補腎填精，精足則陰強、目明、耳聰。

及，被圍困的軍隊反敗為勝，奪回了失地。被圍困在山中的官兵為何非但沒餓死，反而變得強壯了呢？原來，他們找到了一種植物，它的根莖很粗，一嚼味道很甜，於是人吃根莖，馬吃藤葉，人和馬越吃越強壯。困在山裡的人們給這種植物起了個名字叫做「**山遇**」，意思是在缺糧的時候遇到的寶物。後來人們又發現這種植物不但可以像糧食一樣充飢，還可以當做藥材滋補身體，就改名為山藥。

這個故事的真實性我們已經無法考證，但山藥的養生作用確實是舉世公認的。

山藥是藥食兩用的佳品，中醫把它稱為「上品」之藥，它性平，味甘，除了有很強的補肺、健脾作用外，還能益腎填精。

對山藥的補腎作用，古代醫家多有論述。

李時珍說山藥「益腎氣，健脾胃。」很推崇它的補腎和健脾的功能。脾胃虛弱和腎虛的人可以把它作為調補身體的常用食物。

《本草正》說：「山藥，能健脾補虛，滋精固腎，治諸虛百損，療五勞七傷。」把山藥視為治療虛勞的靈丹妙藥。

《本草經讀》說：「山藥，能補腎填精，精足則陰強、目明、耳聰。」從這段論述中我們可以看出，山藥滋陰、填精的功能很受推崇。

山藥是男性的忠實夥伴。唐代食醫孟詵曾說：「山藥利丈夫，助陰力。」《日華諸家本草》說：「山藥助五藏，主洩精健忘。」《本草求真》也說山藥「能治遺精不禁」。無論是陰虛火旺還是腎氣不固而遺精早洩者均可以食用，如果能配合其他補腎固精食品，如芡實、蓮子等一併服食，效果更好。

中醫認為上品之藥應該常服，多則終生，少則數年。所以，凡是有腎虛問題的人，可以把山藥作為養生保健的常用食物，居家常備一些，

常年食用。

山藥的吃法很多，如生吃、熟吃、做菜餡、做主食、做粥、泡茶，大家可以根據喜好靈活食用。

| 核桃 | 腎陽虛弱者的食療佳品

只要一提起核桃，我的一個朋友就對它讚不絕口，說核桃真是個好東西。因為工作壓力大，他一度患上了神經衰弱，不僅失眠多夢，頭髮還經常脫落。雖經多方療治，但效果不佳。後來一位老中醫給他出了個主意：堅持吃核桃。既解饞又治病，何樂而不為？他聽了老中醫的話，吃了一段時間的核桃，慢慢覺得腦子清楚了，飯吃得香了，覺睡得著了，往往頭一挨枕頭，便睡得昏天黑地，連夢也不做一個。雖然沒有生出新髮，頭髮卻不再脫落，保持原狀他也就心滿意足了。

核桃之所以能解除那位朋友的煩惱，與其補腎功效分不開的。

核桃又名**胡桃**，性溫，味甘，既能補肺止喘，又能補腎固精，還能潤腸通便，它的補腎功能很受推崇，《醫學衷中參西錄》中有一段論述很有代表性：核桃「為滋補肝腎、強筋健骨之要藥。故善治腰腿疼，一切筋骨疼痛。為其能補腎，故能固齒牙、烏鬚髮，治虛勞喘嗽、氣不歸元、下焦虛寒、小便頻數、女子崩帶諸症。」從這段話中可以看出，核桃對腎虛引起的腰腿疼痛、咳喘、虛寒、小便問題、女子月經和白帶問題等都有療效，還能讓人牙齒堅固，讓頭髮烏黑秀美。有些女性經常為頭髮問題發愁，其實，改善頭髮狀況的關鍵在於養腎。適當吃一些

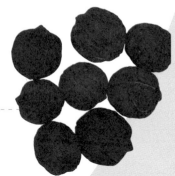

《醫學衷中參西錄》中說核桃是滋補肝腎、強健筋骨之要藥，善治腰疼腿疼及一切筋骨疼痛。

核桃，既能達到養腎的目的，頭髮也能變得烏黑秀美，何樂而不為？

把核桃放在手心裡來回揉搓還可以祛病。因為手上的經絡穴位比較多，刺激手掌與手指上的諸多穴位，能疏通經絡，祛病延年，尤其適合老年人和文字工作者把玩。

核桃是食療佳品，無論是配藥用，還是單獨生吃、水煮、燒菜，都有補血養氣、補腎填精、止咳平喘、潤燥通便等良好功效。核桃的食用方法很多：生吃核桃與桂圓肉、山楂，能改善心臟功能。把核桃加適量鹽水煮，喝水吃渣可治腎虛腰痛、遺精、陽痿、健忘、耳鳴、尿頻等症。把核桃與芝麻、蓮子同做糖蘸，能補心健腦，還能治盜汗。把核桃與栗子、薏苡仁等一起煮粥吃，能治療尿頻、遺精、大便溏瀉、五更瀉等病症。核桃還廣泛用於治療神經衰弱、高血壓、冠心病、肺氣腫、胃痛等症，大家可以參考相關資料靈活使用。

核桃是腎陽虛衰者的食療佳品，具有較強的溫補腎陽功能，虛寒的人食用效果更好。一般來說，每人每天食用核桃仁的量應為 40 克左右，大約相當於五、六個核桃，核桃火氣大，含油脂多，吃多了會令人上火和噁心，正在上火、腹瀉的人不宜多吃。

枸杞子 | 補肝益腎的「卻老子」

說到枸杞子，我先說個有趣的故事。民國時期有一本叫《中外雜誌》的刊物上報導了一個老人叫李青雲。老人活了二百五十多歲。為什麼能活這麼久？老人說他五十歲那年進山採藥，看到一個老者在深山溝壑之間健步如飛，於是向老者請教健康的秘密。老者拿出一些野果給他說：「我不過經常吃這個東西而已。」李青雲接過來一看，原來是枸杞子。從那以後，李青雲便常年吃枸杞子，每天三錢（15 克），久

而久之，便身輕體健，氣力腳力都勝過常人。

當然，故事有誇張的成分，但通過這個故事，大家也能感知人們對枸杞子藥用價值的推崇。枸杞子為什麼這麼廣受推崇呢？這與它的功用有關，尤其跟它的補腎功用有關。

枸杞子有哪些補腎功用呢？我簡單說幾個。

腎主骨，腎好筋骨就強健，常食枸杞子能夠強腎健骨。《神農本草經》將枸杞子列為上品，並說「久服健筋骨」。所以，與骨相關的健康問題，比如骨質疏鬆、腰腿疼痛、牙齒鬆動等，都可以考慮用枸杞子輔助治療，常服也能夠有效預防此類健康問題的發生。

腎藏精，人的先天之精和後天之精都由它收藏。先天之精源自於父母，我們沒法改變，但通過脾胃運化而來的水穀精華（後天之精），我們卻能夠有效控制。讓腎的藏精功能得到改善，從而更好地儲藏後天之精，人體的生命機能才能旺盛，遠離疾病，遠離衰老。

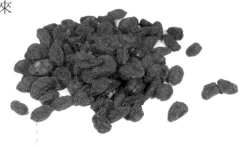

我國歷代的醫學家、養生家都很重視枸杞子。

《別錄》和《藥性賦》都很推崇枸杞子補益精氣的功能。我國歷代的醫學家、養生家都很重視枸杞子。《本草綱目》載有枸杞子治病的強身藥方多達三十三條。葛洪、陶弘景、孫思邈等歷代醫學界的老壽星都很喜歡喝枸杞酒。我國民間也有泡製枸杞酒的習俗，並把它叫做「**卻老子**」，意思是**遠離衰老**。

腎主性和生殖，所以常服枸杞子能治療性和生殖的問題。唐代中醫名家李梴的《醫學入門》中的**五子衍宗丸**很有名氣，這種蜜丸就是用枸杞子配合菟絲子等做的，用淡鹽水送服能夠治療男子陽痿早洩、久

不生育、鬚髮早白及小便後餘瀝不禁等。枸杞子在增強性功能方面的獨特作用廣為人知，我國民間流傳甚廣的「君行千里，莫食枸杞」名言，就是講枸杞子具有很強的激發性功能作用，對夫妻分居的青年男女不宜。但是，對於在家的男女和那些性功能減弱的人來說，多食枸杞子及其製品，又顯得很有必要。

枸杞子是肝腎同補的良藥，它味甘，性平，歸肝腎二經，有滋補肝腎、強壯筋骨、養血明目、潤肺止咳之功效，由肝腎陰虛所致的頭昏目眩、腰膝痠軟、遺精、咳嗽等症都可以用枸杞子治療。枸杞子自古就被用於**明目**，「要想眼睛亮，常喝枸杞湯」，所以老百姓又把它叫做「明眼草子」。大詩人陸游老年時兩目昏花，視物模糊，後來常吃枸杞子治療，收到了很好的效果，為此他還做了「雪霽茅堂鐘磬清，晨齋枸杞一杯羹」的詩句。現代醫學研究甚至發現，枸杞子具有很好的抗癌功效。所以，枸杞子既是不可多得的**滋補良藥**，也是廣受歡迎的**絕妙食材**。

說了這麼多，枸杞子在使用上有什麼講究呢？

剛剛採摘下來的枸杞鮮果，洗淨後可以直接食用，味道有點甜、有點酸，還有點苦。把鮮果除去果柄，放入烘乾機烘乾後，就成為枸杞子乾果。乾果通常按大小和收穫季節分為幾級，乾果可以直接食用，只是這樣直接吃有籽，苦味較重，口感不太好，很多人不能接受。在成品枸杞子中可能有些末端會有不是黴變的小黑點，那是採摘枸杞鮮果的姑娘不小心碰傷，並不妨礙食用。

枸杞子可用於泡茶、煲湯或煮粥。用枸杞子泡茶可以直接將枸杞子放在開水中，浸泡後飲用，也可以在泡枸杞水的時候，在水裡面加一點茶葉或者加幾粒紅棗。至於用枸杞子煮粥或者是熬湯，方法也都比

較簡單。在用雞、羊肉、牛尾煲湯時，放入一些枸杞子，不僅使湯更加鮮美，而且有益健康。

這裡給大家介紹一下**參枸豆蓮滋陰亮髮粥**的做法。高麗參 10 克、枸杞子 15 克、黑豆 15 克、蓮子 10 克、薏苡仁 10 克、粳米 100 克、紅棗 10 枚。將以上原料混合煮粥。每日食用一次，適用於體疲乏力、肢體睏倦、皮膚鬆弛、關節痠痛者服用。

任何滋補品都不要過量食用，枸杞子也不例外。一般來說，健康的成年人每天吃乾果 20 克左右比較合適；如果想起到治療的效果，每天最好吃乾果 30 克左右。

作為補腎的佳品，枸杞子既可以用來滋補保健，也可以用來輔助治療一些疾病。很多關於枸杞子毒性的動物實驗表明，枸杞子不含任何毒素，可以長期食用。所以，一般人都能吃枸杞子。但最適合吃枸杞子的人是體質虛弱、抵抗力差的人，尤其是腎陰虛弱的人。一定要長期堅持，每天吃一點，才能見效。

其他常見
養腎補腎食物一覽表

食物	功用	適宜病症
韭菜	溫補肝腎，壯陽固精、健胃提神	腎陽虛弱引起的盜汗遺尿、陽痿 遺精、腰膝痠軟、婦女白帶異常
淡菜	善治腎虛有熱	腰痛、陽痿、眩暈、盜汗
穀子	補腎氣	腎氣虛損（可經常煮粥食）
豇豆	補腎健脾	消渴、白帶、遺精、小便頻數
黑米	暖胃健脾，滋補肝腎	脾胃虛弱、體虛乏力、貧血失血、心悸氣短、咳喘、早洩、陽痿
黑豆	補腎、利水、解毒	白髮、脫髮、水腫、腰痛
牛骨髓	潤肺、補腎、益髓	腎虛羸弱、精血虧損
羊骨	補腎強筋骨	腎陽虛引起的腰膝無力、怕冷
羊腎	補腎、益精、助陽	遺精夢泄、下部虛寒
豬腎	補腎	腎虛耳聾耳鳴、腰酸腰痛、遺精、盜汗

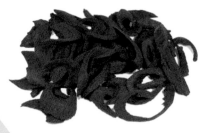
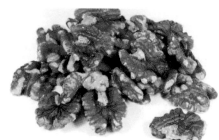

食物	功用	適宜病症
豬肚	補胃、益氣、強腎	體弱遺精
豬髓	補髓、養陰	遺精、骨蒸盜汗、帶濁
干貝	滋陰補腎	腎陰虛
蝦子	補腎、壯陽	腰膝酸軟、陽痿、不育
白果	滋陰補腎、補氣養心	喘嗽、遺精、遺尿
蓮子心	清心火、滋腎陰	遺精、失眠
柏子仁	養心、安神、益智	勞心過度、精神恍惚、怔忡驚悸、健忘失眠、遺精早洩
荷葉	止血固精	遺精、夜尿頻多
鹿角膠	補血、益精	腎氣不足所致的遺精、陽痿
蠶蛹	補肝益腎、壯陽澀精	腎陽虛所致的遺精、早洩

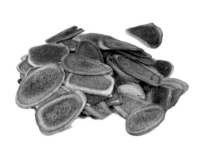

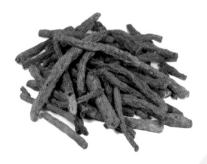

食物	功用	適宜病症
魚鰾	補肝益精、滋養筋脈	遺精、早洩
黑芝麻	益五臟、強筋骨、益氣力	乾咳、皮膚乾燥、便秘、腰膝酸軟、白髮、脫髮、便秘
雞肉	溫中、益氣、補精、填髓	體弱氣虛所致的遺精、早洩
芡實	益腎固精、健脾止瀉、除濕止帶	夢遺滑精、脾虛久瀉、帶下
蓮子	固腎澀精	遺精、滑精、帶下、尿頻
海參	補腎益精、養血潤燥	精血虧虛、虛弱勞怯、陽痿、夢遺、小便頻數
海蝦	補腎壯陽、開胃化痰、益氣通乳	陽衰、腰痛、乏力、陽痿、腰膝酸軟、筋骨疼痛
牡蠣	滋陰補腎、鎮靜安神	眩暈耳鳴、心悸失眠、煩躁不安、乳房結塊、自汗盜汗、遺精尿頻
海馬	補腎壯陽	腎陽虛之陽痿、不育、多尿、遺精、虛喘

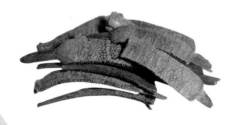
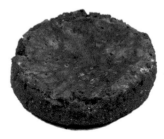

藥到病自除

常見補腎中草藥的居家簡易使用

「衰老是人類生命的必然過程，
腎中精氣的盛衰與人體衰老息息相關。」

補腎陽的中草藥

｜肉桂｜可以大補命門之火

說到肉桂，就讓我想到一道非常著名的菜，叫**張飛牛肉**，裡面就用到了肉桂。

據說三國時的張飛是屠夫出身，雖然生性粗魯，卻是個難得的好廚師，做得一手好菜。劉備、關羽、張飛三人在桃園結拜兄弟時，大擺酒宴，張飛為了招待好自己的兩位兄長，把他用秘方滷製的牛肉貢獻了出來，兄弟三人邊喝酒邊吃牛肉，好不痛快。張飛牛肉中用了陳皮、肉桂、丁香、花椒等幾味藥材，滷製的牛肉不但沒有中藥的苦味，而且香味撲鼻，滋補強身，成為人們餐桌上難得的美味。

聽到這裡，可能有很多人都認為肉桂就是我們做菜時常用的桂皮。事實上，我們到藥店裡買的**肉桂和桂皮並不是同一種藥材**。肉桂是樟科植物肉桂樹的乾皮，桂皮是同科同屬植物陰香的乾皮，雖然它們在外形上非常相似，但是它們的功效卻差得非常遠。**桂皮一般並不做藥物使用，而肉桂有補腎陽的功效。**

肉桂的補腎作用

肉桂，味辛、甘，性熱，有小毒，入肝、脾、胃、腎經。有溫補腎陽、散寒止痛、溫通經脈、引火歸原的功效。

許多人都知道，陽虛的外在表現是：怕冷，四肢冰涼，腰疼膝冷，

大便稀溏，小便頻數清長，舌質淡嫩，舌苔白。肉桂味辛、甘，性大熱，入腎、心、脾、肝經。其氣厚，為純陽之品，入腎而峻補命門之火，入脾則溫中散寒，入心、肝兩經則散血中寒邪，故多用於**治療命門火衰，腎陽虧虛，寒凝血淤等病症**。

肉桂可以溫補我們的命門之火，也就是腎陽，同時也可以溫補我們的脾陽。肉桂對於脾腎兩個臟腑的陽氣都可以起到溫煦的作用，對虛寒性的病症有治療作用。比如，有的老年人有「五更瀉」的問題，即每天早晨天未亮之前就腸鳴洩瀉，其原因主要是腎陽虛，不能溫養脾胃之故，這種情況，用肉桂就可以起到溫補腎陽的作用。有的老年人會出現小便清長、老年性的前列腺炎，還有男性遺精早洩等，如果屬於脾腎陽虛型的，都可以用肉桂來改善。

肉桂對於脾腎兩個臟腑的陽氣都可以起到溫煦的作用，對虛寒性的病症有治療作用。

我們知道經絡是行氣血的通道，血遇熱則行，遇寒則凝。若是腎陽不足，也就是我們身體裡面的火力比較弱，寒邪佔據上風的話，氣血的運行就會減慢，甚至還可能導致氣血淤滯。中醫認為**「不通則痛」**。經絡堵塞，氣血淤滯，女性朋友在來月經的時候就會出現腰痛、腹痛的症狀。如果痛經是因為腎中陽氣不足、寒邪阻塞經絡導致的，就可以用肉桂來驅寒止痛。假如陽氣衰弱，同時氣血也虛，就可以將肉桂和補血補氣的食物一起吃，以運化陽氣，鼓舞氣血的生長。

使用方法有竅門

有的朋友問，肉桂這個「樹皮」要怎麼吃呢？在居家使用時我們一般是將其磨成粉，即人們常說的**肉桂粉**。我們在去藥店買肉桂的時候，可以請藥店幫忙打成粉，也可以自己拿回來炮製。炮製的方法比較簡單：將肉桂除去雜質，刮去粗皮、搗成小碎塊。炮製後貯存於乾燥的容器內，密閉，置陰涼乾燥處。腎陽虛的患者每天取一小茶匙，用溫開水沖服，可以起到溫補腎陽的作用。如果想改變一下口味的話，也可以加點蜂蜜。這個方法可以溫煦脾胃的陽氣，對脾胃虛寒的人有特別好的保健作用。

也可以用肉桂燉雞肝或熬粥。**燉雞肝**的話，先準備好以下原料：肉桂 2 克、雞肝 2 個、薑 3 片，紹酒少許。將雞肝洗淨放入燉盅內，加適量水，並放幾片薑及紹酒。將肉桂洗淨放入燉盅內，蓋上燉盅的蓋，放入清水中用文火煲，煮開後放入紹酒煲二小時即可。如果是做**肉桂粥**的話，可先準備肉桂粉 1 ～ 2 克、粳米 100 克、砂糖適量。把粳米洗淨，加砂糖煮粥，將熟時放入肉桂粉，文火再煮，粥稠停火。每晚睡前空腹溫服。

居家使用注意事項

由於肉桂味辛性熱，極易傷陰助火，一定要根據自己的體質使用，最好在中醫藥師指導下辨證使用，並注意不宜過量或長期服用，一天攝入量最多不要超過 4 克。內熱上火、痰熱咳嗽、風熱感冒、有出血傾向者及孕婦不宜使用，以免引發新疾或加重病情。

肉桂畏赤石脂，**不能與赤石脂同用**。

｜鹿茸｜備受青睞的溫腎壯陽之品

常言道：**東北有三寶，人參、鹿茸、烏拉草。**由此我們也能夠看出鹿茸在眾多中藥材中的重要地位。曾經有古詩說：「尾閭不禁滄海竭，九轉靈丹都慢說；唯有斑龍頂上珠，能補玉堂關下穴。」詩中所謂「斑龍頂上珠」指的就是鹿茸，意思是說，人的精力消耗過度，用丹藥治療效果緩慢，只有用鹿頭上的嫩角才能補虛療體。

關於鹿茸的神奇功效，在東北長白山地區還流傳著一個美麗的神話故事。

現在的關東大地富饒而美麗，不過據說很久之前，那裡呈現著與今天全然不同的另一番景象。相傳那時候關東大地上並沒有江河，每到乾旱季節，生活在那裡的動物就不得不忍受乾渴的折磨。心懷仁愛之心的王母娘娘知道了這件事情後，就派了七名仙女降臨凡間去改變這一狀況。七名仙女到了凡間之後，決定開鑿長白山天池。為了在王母娘娘規定的時間內完成工作返回天庭，她們夜以繼日地工作，終因體力透支而累倒。七名仙女身體異常虛弱，她們開鑿天池的工作不得不停下來。她們不能繼續工作，不能在王母娘娘規定的時間內返回天庭，必將受到嚴厲的處罰，一想到這，她們就淚如泉湧。當她們正悲傷欲絕的時候，從森林裡跑出一隻梅花鹿，它來到仙女們面前，看了看仙女們之後，猛然向不遠處的一塊石頭撞去。梅花鹿的犄角被撞斷，梅花鹿用嘴叼著犄角將犄角中的血餵給仙女們喝。仙女得到了鹿茸的滋補，轉眼間就變得精神煥發。

這個故事雖屬虛構，但鹿茸的補益效果確實是很好的。至今關東人仍然對鹿茸情有獨鍾，視它為養生的瑰寶。

鹿茸的補腎作用

許多人還未到中年，就開始腰酸背痛、夜尿多且陽痿不舉、腎不納氣而喘、腎不濟竅而耳鳴甚至失聰，這些都是腎衰的信號，是在提示我們該補腎了。在眾多的補腎品中，能溫腎壯陽、生精益血、補髓健骨的鹿茸是比較受人們青睞的。

鹿茸不是普通的鹿角，它是雄鹿的嫩角在沒有長成硬骨時，帶茸毛、含血液的幼角。鹿茸是雄鹿督脈陽氣、精血所化生，為血肉有情之品，能直入腎經，有壯腎陽、補氣血、益精髓、強筋骨的功效，可以用於治療腎陽虛衰、精血不足引發的各種病症。例如，《千金方》中治療軟骨病及其他虛弱症的**鹿茸散**，就是將鹿茸與當歸、阿膠、烏賊骨等藥共研為末，直接用淡鹽水送服或調成糊狀吞服的。而《醫宗金鑑》中用於治療小兒「先天性五軟症」的**補腎地黃丸**，就是以**六味地黃丸**為基礎，加入鹿茸和牛膝，研成細末，煉蜜為丸的。

鹿茸自秦漢入藥以來，一直被人們視為延年益壽之滋補佳品。據史料記載，清朝宮中就大量使用鹿茸。乾隆的延壽醫方「**健脾滋腎壯元方**」以鹿茸為主藥，具有健脾益腎、強筋壯骨之功效。專為慈禧太后配製的長壽方——「**培元益壽膏**」中也有鹿茸，就連為慈禧熬製的外用膏藥中也少不了鹿茸。

此外，鹿茸有肝腎同補的

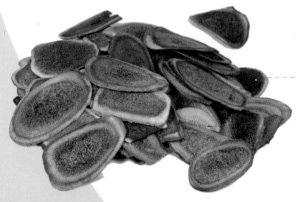

鹿茸能直入腎經，有壯腎陽、補氣血、益精髓、強筋骨的功效，可以用於治療腎陽虛衰、精血不足引發的各種病症。

功效，肝藏血，腎藏精，肝腎同補有助於益腎精、補氣血。可見，鹿茸的保健作用非常高，是良好的溫腎壯陽藥。

使用方法有竅門

過去的醫家講鹿茸入藥祛病時，多是將其研成細末服用，而現在我們將鹿茸作為日常養生保健品服用，最簡單的方法就是在燉各類肉湯的時候加入幾個鹿茸片，對保養先天和後天之本效果特別好。在寒冷的冬日裡，鹿茸湯是滋養我們身體的絕妙佳品。如果你勞累後出現了腰膝痠軟、渾身乏力、血虛眩暈等症狀，喝鹿茸湯是很好的選擇。

除了煲湯外，也可以試試**鹿茸粥**。此粥原料簡單，做起來方便。將鹿茸研成細末備用，將粳米淘洗乾淨，加入清水，用武火煮沸後加入鹿茸末和生薑（切片），再用文火煎熬二十～三十分鐘，以米熟爛為度。可供冬季早餐、晚餐食用。連服三～五天為一個療程。

喜歡喝酒的朋友，還可以將乾鹿茸 40 克（鮮片 100 克））泡入五十度以上的 1,000 毫升白酒中，兩週後就可以喝了，一日兩次，但每天最好不要超過 50 毫升。這個方法很適合腎陽虛的朋友。

居家使用注意事項

鹿茸為大補之品，服用時應從小劑量開始，緩緩增加，不宜一次性服用很大的劑量。陰虛內熱、肝陽上亢者，最好別服用鹿茸，否則會「火上澆油」，加重上火的程度，從而出現口乾咽痛、煩躁、大便乾結等燥熱的現象。

| 淫羊藿 | 壯陽作用不同凡響

　　淫羊藿是一味壯陽補腎的中藥，這個名字的來由和入藥還頗有一番不尋常的經歷。據記載，南北朝時的著名醫學家陶弘景是個頗具有鑽研精神的人。有一天，他上山去採藥，在採藥的過程中，他聽見老羊倌和路人的一段對話。老羊倌對路人說：「山上有一種怪草，生長在灌木叢中，葉子是青色的，形狀和銀杏的葉子比較像。若單從外形上看，這種植物沒有什麼特別的，但是它有一種奇特的功能——這種草被公羊啃吃以後，公羊與母羊的交配次數會明顯增加，而且陽具長時間堅挺不痿。」聽完老羊倌的話，陶弘景沉思良久。他想此藥可能是治療腎虛的良藥，於是決定對其加以研究和利用。事實證明，他的猜想是正確的，此藥壯陽作用果然不同凡響。後來此藥被載入藥典，並命名為「淫羊藿」。

淫羊藿的補腎作用

淫羊藿可補益腎中精氣，具有延緩人體衰老的作用。

　　腎是人的先天之本。人體在漫長的生命週期中，經過種種消耗，男人在四十歲以後，女人在三十五歲之後就會出現程度不一的腎虛現象。如性功能減退、衰老、免疫力低下、牙疼等。淫羊藿是壯陽佳品，專走身體下部，溫補肝腎。《本草綱目》記載：「淫羊藿，味甘氣香，性溫不寒，能益精氣……真陽不足者宜之。」可見其補腎陽的功效是非常顯著的。淫羊藿的有效成分可促進精子生成和精液分泌，刺激感覺神經，從而間接提高性慾。

衰老是人類生命過程的必然規律，**腎中精氣的盛衰與人體衰老發生的早遲息息相關。**《皇帝內經》認為老年人出現衰老症狀主要是腎中精氣虧虛的結果。淫羊藿可以從不同方面影響人體衰老機制，如影響細胞傳代，延長生長期，調節免疫和內分泌系統，改善機體代謝和各器官功能。

腎虛患者大都免疫功能低下，淫羊藿多糖有增強機體免疫力的作用，所以腎虛病人服用淫羊藿能使病症得到改善。

此外，在前面我講過，腎主骨，如果腎精不足，髓不能養骨，人就會出現骨骼方面的疾病。「齒為骨之餘」，牙齒的營養亦源於腎精，故腎精充足，齒得所養，則齒堅有力，不易脫落；若腎精虧虛，齒失所養，則齒鬆易脫、疼痛。如果牙疼和腎虛有關，可以用淫羊藿煎湯漱口。

使用方法有竅門

在居家使用中，淫羊藿一般都是用來燉食品或是泡酒。因為淫羊藿有壯陽的功效，所以這裡首先給男性朋友介紹一款用淫羊藿做的**壯陽粥**。公雞 1 隻，麻雀 5 隻，補骨脂、巴戟天、淫羊藿各 15 克，粳米 250 克，鹽、薑適量。將麻雀、公雞宰殺洗淨後待用，將上述諸味中藥用棉布包好放到沙鍋裡，加水適量，煎湯後去渣取藥汁，然後將肉、藥汁、薑、鹽、粳米放入鍋內同煮成粥。每日一～二次，溫熱服用。性功能低下、陽痿早洩的人食用效果很好。

用**淫羊藿燉豬腰**也有不錯的壯陽效果。豬腰一對，去白筋膜，切成花狀用鹽水浸半小時，核桃肉 50 克用溫水浸泡，淫羊藿 30 克。將上述食材和中藥隔水燉六十分鐘後加入少許鹽及油，可供兩個人食用。此燉品對男性陽痿、女性性慾不振、老人耳鳴、腰痛等均有補益作用，

而且口感不錯。

　　喜歡飲酒的朋友，可用**淫羊藿入酒**。據《普濟方》中記載：用淫羊藿 100 克，泡入 500 克白酒中，每次飲一小杯，能治療腎虛陽痿、腰膝痠軟。

　　而對於肺腎兩虛、喘咳短氣的人來說，用淫羊藿 15 克、五味子 6 克、黃芪 30 克**煎湯**飲效果很好。另外，用淫羊藿加矮地茶煎湯服用，可治慢性支氣管炎，祛痰鎮咳作用比較明顯。

居家使用注意事項

　　有口乾、手足心發熱、潮熱、盜汗等陰虛症狀者不宜使用。

| 巴戟天 | 中藥裡的壯陽專家

　　巴戟天是一味補腎助陽效果非常好的中藥，據說當年乾隆皇帝就經常用巴戟天來「補腎壯陽」。

　　大家都知道，中國歷代皇帝的壽命相對於普通人的平均壽命要短。究其原因，可能是因為他們忙於政務、過度操勞，以及過分放縱性生活所致。皇帝擁有的三宮六院、七十二妃傷耗了他們的「陽氣」或「能量」（體力上和精力上），最終導致他們比普通人更加短命。但是，清代乾隆皇帝壽命卻很長，他活了八十九歲。乾隆的長壽在當時令人驚訝，他長壽的消息甚至傳到英國皇室。英國皇室甚至派使者到中國來探尋乾隆皇帝長壽的秘密，那時乾隆已經八十三歲了，可是看上去只有六十歲的樣子，還十分健康，在精神上和體力上都壓倒了年輕人。當英國使者問到乾隆皇帝長壽的秘訣時，御醫們告訴他：「皇上日常所進補之補品中，有一種叫巴戟天的中藥。」

乾隆如此看重巴戟天，並從中獲益，那麼巴戟天到底有哪些補腎助陽的作用呢？

巴戟天的補腎作用

巴戟天在我國有很長的應用歷史，早在漢代，《名醫別錄》就有其藥用的記載。巴戟天為茜草科植物巴戟天的根。味辛、甘，性微溫，歸腎、肝經，能夠補腎助陽、祛風除濕，常用於治療陽痿不舉、小便頻數、宮冷不孕、風濕腰膝疼痛、腎虛腰膝痠軟等症。《本草正義》說巴戟天「味辛氣溫，專入腎家，為鼓舞陽氣之用。溫養元陽，則邪氣自除，起陰痿，強筋骨，益精，治小腹陰中相引痛，皆溫腎散寒之效」。

巴戟天能夠補腎壯陽、祛風除濕，常用於治療陽痿不舉、小便頻數、宮冷不孕、風濕腰膝疼痛、腎虛腰膝痠軟等症。

現代社會，人們工作緊張，生活壓力大，加上有些人過度放縱性生活，以致不少人年紀輕輕就出現腰膝痠軟、陽痿不舉、腎虛精滑的現象。巴戟天能補腎強筋、祛風除濕、治筋骨痿軟，可以與肉蓯蓉、杜仲、萆薢等中藥配伍使用，也可以與熟地黃、補骨脂、金纓子等中藥配伍以**固腎、澀精、壯陽**。

對於腎虛不足、沖任虛寒所致的小腹冷痛、月經不調，可以用巴戟天與高良薑、肉桂、吳茱萸等藥配伍使用，能起到溫腎調經的作用。對於女子不孕、男子不育等症，可以用巴戟天與人參、山藥、覆盆子等配用以溫腎暖宮、填精種子。

使用方法有竅門

日常生活中，巴戟天這味中藥常用來**浸酒**、**煎湯**、**入菜餚**。可以把巴戟天和等量的懷牛膝泡在十倍的白酒中，半個月後可以飲用，每次喝一兩小杯。這個方子以巴戟天補腎壯陽、強筋骨，以懷牛膝補肝腎、強筋骨，以酒助藥力，適於腎陽虛衰、陽痿、腰膝痠軟、下肢無力者飲用。

如果老年人身體衰弱，足膝痠軟，步履困難，可用巴戟天、熟地黃各 10 克、人參 4 克（或黨參 10 克）、菟絲子 6 克、補骨脂 6 克、小茴香 2 克煎水服用，每日一劑，能起到補腎壯腰的作用。

用巴戟天與肉蓯蓉一起**燉雞**，不僅風味獨特，而且補腎效果很好。這道菜的做法很簡單：取巴戟天、肉蓯蓉各 15 克，用紗布包好，然後與切好的仔雞加水一同煨燉，燉好後加入適量調料便可喝湯吃肉。這道菜好吃又治病，是腎虛陽痿者值得一試的美食佳餚。

居家使用注意事項

巴戟天藥性辛溫，功能壯陽，故凡火旺遺精、陰虛水乏、小便不利、口舌乾燥者禁用。

| 仙茅 | 補陽溫腎的名藥

仙茅又名獨腳仙茅，為石蒜科植物仙茅的乾燥根莖。據說因「其葉似茅，久服身輕」而得名。關於仙茅的功效，有這樣一個故事。

據說唐明皇李隆基因沉迷酒色而導致身體未老先衰，雖說年紀不大，可是身體卻出現了一系列衰老的症狀，諸如疲乏無力、食慾不振、腰膝冷痛、頭暈耳鳴等。當時的御醫也沒有什麼好辦法，為此他就派

人四處求醫問藥。當時有一個婆羅門僧人知道了這件事情，便進宮將一種叫做仙茅的藥物獻給了皇上。唐明皇服用後很快康復，且精力日漸充沛，於是將其視為宮廷禁方不得外傳。後來，唐朝爆發了安史之亂，宮廷的秘方流散民間。因其功效卓著，人們常把它與人參相提並論，後來索性直呼它為**婆羅門參**。大約從那時起，人們開始使用仙茅。

仙茅的補腎作用

仙茅性溫味辛，入腎、肝經，《本草正義》中說：「仙茅是補陽溫腎之專藥，亦兼能祛除寒痹，與巴戟天、仙靈脾相類，而猛烈又過之。」可見，此藥溫腎陽、壯筋骨的效果是非常顯著的。

宋朝《聖濟總錄》中記載了一個叫**仙茅丸**的古方，能壯筋骨、益精神、明目、黑鬚髮。製作方法大致如下：將仙茅 1,000 克放入淘糯米水中浸泡五天，取出刮銼，陰乾。將蒼朮 1,000 克放入淘米水中浸泡五天，取出刮皮，焙乾。將這樣製過的仙茅、蒼朮各 500 克與枸杞子 500 克，車前子 400 克，白茯苓（去皮）、茴香（炒）、柏子仁（去殼）各 250 克，生地黃（焙）、熟地黃（焙）各 100 克一起研成細末，加入白酒煮糊做成丸子，每個藥丸約比雞蛋黃略小，每次吃 50 丸，飯前服，用溫酒送下，一天服二次。對腎陽不足引起的陽痿、腰膝冷痛、老年遺尿及胃脘冷痛、食慾不振等症很有效。

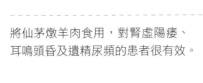

將仙茅燉羊肉食用，對腎虛陽痿、耳鳴頭昏及遺精尿頻的患者很有效。

使用方法有竅門

仙茅不僅是一味藥材，更是一種難得的食材。將**仙茅燉羊肉**食用，對腎虛陽痿、耳鳴頭昏及遺精尿頻的患者很有效。這道菜的做法非常簡單：取仙茅、金櫻子各 15 克，用紗布包好，與羊肉（250 克）一起燉熟後加入薑、鹽等調味，喝湯吃肉。

如果將**仙茅與鮮蝦一起做湯**，不僅味美可口，更有溫腎壯陽之效。取仙茅 20 克、鮮蝦 250 克、生薑 2 片、精鹽適量。將仙茅洗淨，蝦去殼去腸洗淨，生薑切末。把以上原料和精鹽一起放入鍋內加適量的清水用中火煲煮一小時即成。此方具有溫腎壯陽的功效，尤其適合有腎虛陽痿、腰膝痠軟、精神不振等症的男性食用，可每週吃一次。

將**仙茅浸酒**也有不錯的補腎作用。用仙茅、五加皮、淫羊藿各 30 克泡酒（500 克），每次喝一小杯，有補肝腎、強筋骨、祛風濕的功效，患風濕病的人可以嘗試飲用。

此外，仙茅還有一種很特別的服食方法——《生草藥性備》記載，將仙茅洗淨，十蒸九曬，用砂糖拌勻，放入瓷器中密封，每天早晨用茶水飲服少許。長期服用不但益智，且能「壯精神，烏鬚髮」。

居家使用注意事項

仙茅雖有溫腎陽、壯筋骨之功效，但因其屬辛溫大熱之品，故陰虛火旺者不宜食用。另外《聖濟總錄》說：**服用仙茅時，應忌鐵及牛乳。**

｜杜仲｜善治腰腿疼痛

杜仲是一味能補肝腎、強筋骨，主治腰膝疼痛、兩足軟弱的中藥。關於「杜仲」藥名的由來，還有一個美麗的傳說。

很早以前，洞庭湖畔的貨物主要靠小木船運輸，岸上拉縴的縴夫由於經年累月低頭彎腰拉縴，以致積勞成疾，十有八九會患上腰膝疼痛的頑症。有一位叫杜仲的縴夫，決定外出找到治療藥物來解除縴夫們的病痛。有一天，他上山採藥，在山中和一位採藥的老翁不期而遇。兩個人在閒談的過程中，杜仲就將自己上山採藥的原因告訴了老翁。老翁聽後深受感動，於是從藥簍裡拿出一塊能治腰膝疼痛的樹皮給杜仲，告訴他此藥生長在陡峭的山崖上，並叮囑他：「山高坡陡，採藥時要小心性命。」聽完老翁的話，杜仲非常高興，和老翁告別之後，他就按照老翁的指點去採集藥材。雖然山路崎嶇險峻，可是他卻全然不顧，不停地沿著峭壁往上爬。因為過度勞累，加上飢渴難耐，終因體力不支，從峭壁上掉了下去。當他醒過來的時候，他發現自己被掛在了一棵大樹上。這棵樹正是他要找的那種樹，於是拚命採集。杜仲採集了很多藥材，可是他自己卻因為勞累過度暈倒在了懸崖邊上，後又被山水沖進了湖裡面。當縴夫們將杜仲從湖裡面打撈出來的時候，他懷裡還緊緊抱著那些樹皮。縴夫們含著淚吃完了樹皮，腰膝疼痛的毛病因此得到好轉。後來為了紀念杜仲，人們就將這種樹皮命名為「杜仲」。

杜仲的補腎作用

杜仲味甘，性溫，歸肝、腎經。《本草綱目》記載：「杜仲，能入肝，補中益精氣，堅筋骨，強志，治腎虛腰痛，久服，輕身耐老。」可見杜仲具有補肝腎，強筋骨的功效。

古書上記載了一個用杜仲治病的案例。一個少年得了腳軟病，而且十分疼痛，很多醫生都按腳氣病治，結果都不見好轉。後來又請了一位名醫診治，他沒有開藥方，只是告訴少年的家人，把杜仲折成三公

分左右長的小片，每次用 50 克，用一半酒一半水煎服。結果這個少年三天後就能走路了，又過了三天就完全好了。家人千恩萬謝，這位醫生說，少年的病其實是腎虛，並不是腳氣，杜仲能治腰膝痛，用酒煎服，使藥效更容易發揮。

《本草匯言》上說：「凡下焦之虛，非杜仲不補；下焦之濕，非杜仲不利；足脛之酸，非杜仲不去；腰膝之疼，非杜仲不除。然色紫而燥，質綿而韌，氣溫而補，補肝益腎誠為要劑。」肝主筋，腎主骨，腎充則骨強，肝充則筋健。屈伸利用皆屬於筋，杜仲是肝經氣分藥，因此，杜仲雖入肝而能補腎。

使用方法有竅門

杜仲可以治療腰膝痠痛及胎動不安。產後婦女在生產過程中的創傷恢復以後，服用杜仲可以快速恢復元氣，對預防產後腰酸背痛有很好的療效。服用杜仲有兩種比較好的方法。一是從中藥店買來杜仲皮煎湯，用湯汁燉肉，比如**杜仲羊肉湯**。一週服用二～三次。二是可以買**杜仲茶**沖水喝，天天服用。另外喝杜仲茶不但能預防產後腰背痛，還可以逐步消除產前營養過剩造成的肥胖，可謂一舉兩得。

杜仲也可以用來泡酒。取杜仲 50 克、丹參 10 克、川芎 25 克、四十度白酒 1,000 克。將上述中藥裝入紗布袋扎口，與白酒一起置於酒罈中密封浸泡，二十天後取出

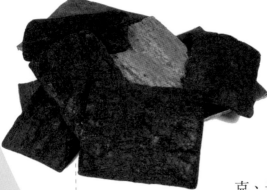

杜仲具有補肝腎、強筋骨的作用。

藥袋，取澄清的酒液飲用。每日二次，每次飲用 30 ～ 50 毫升。此酒可補肝益腎，活血通絡，適用於老年人肝腎虛虧所致的腰背酸楚、腳膝無力、四肢麻木等症。

居家使用注意事項

杜仲的組織中含有**杜仲膠**。杜仲膠無毒，但是影響消化。將杜仲打成粉後用開水沖服的話，就沒有辦法去除杜仲膠。但是杜仲膠不溶於水，因此用杜仲皮來煎湯或是炒菜則能有效地將杜仲膠隔離開來。另外，杜仲為溫補之品，陰虛火旺者應慎用。

｜續斷｜治療跌打損傷有奇效

續斷是一味**補肝腎**、**接筋骨**的良藥。關於其名字的由來，還流傳著這樣一個故事。

有一位江湖郎中，行走江湖以治病救人為己任。因為他都是免費為別人診病，為此深受百姓們的愛戴。有一天，他來到了一個小山村。說來也巧，他到達村子的那天，趕上有個年輕人病重。年輕人的家人聽說郎中醫術很高明，於是將其請到了家中，為年輕人進行診治。當時年輕人已經病危了，家裡人急得嚎啕大哭。郎中給病人把了把脈，臉上露出了笑容，他告訴周圍的人，年輕人還有救。他一邊說著，一邊從手中拿的葫蘆裡面倒出了兩粒丹藥讓人撬開病人牙關灌進去。沒多久，病人就醒了過來。村裡面一個惡霸知道了這件事情之後，想和郎中合夥開藥鋪，釀製還魂丹，但被郎中拒絕了。惡霸一氣之下就派人將郎中的腿打斷，將其丟在山中。幸虧一個上山採藥的年輕人發現了他，救了郎中一命。為了治好郎中的腿，年輕人給他挖了許多長著

羽毛樣葉子、開紫花的野草，每天用這種野草煎水喝。經過年輕人兩個月的悉心照料，郎中的傷腿康復了。郎中離開村子的時候，告訴年輕人，要將這種藥告知鄉親們。年輕人聽從了郎中的意見。因為這種藥有續接斷骨的作用，就把它叫做「續斷」。

續斷的補腎作用

續斷為多年生草本植物，藥用部分主要是根，因四川省富產且質優，所以習慣上稱為「**川斷**」。續斷這味藥，從名字上就可以看出主要是有**續折傷**、**續筋骨**的作用。中醫認為腎主骨，所以，它的功效就是補肝腎，強筋骨，止血，續折傷。續斷可以用於骨折腫痛、肝腎虛流產先兆和月經過多（宜炒用），是傷科、婦科及補腎的良藥。

《本草求真》中說：「續斷，實疏通氣血筋骨第一藥也。」所以，如果遇到跌打損傷、閃扭骨折，就把續斷搗爛外敷患處，有**活血止痛**的功效。

使用方法有竅門

續斷在居家使用中，最簡單的方法就是外敷，如跌打損傷、閃扭骨節，取續斷搗爛敷於傷處，很快便可痊癒。用續斷 30 克、自然銅 60 克、白酒 500 克，浸泡七日後飲用，也可以治療筋傷骨折。

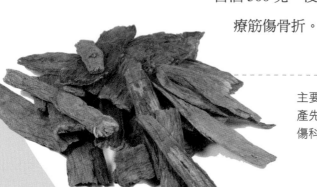

主要是用於骨折腫痛，肝腎虛，流產先兆和月經過多（宜炒用），是傷科、婦科及補腎的良藥。

而用續斷、桑寄生、女貞子各 12 克，水煎服，每日一劑，則可治療先兆流產。此外，對於產後諸疾，如血暈、心悶、煩熱、氣接不上、心頭硬、乍寒乍熱等症，可用續斷皮一把，加水三升煎成二升，分三次飲用，療效也非常好。

居家使用注意事項

續斷入藥一般安全性都很好，但也有個別人服後會出現過敏反應，表現為皮疹、風疹塊、瘙癢等。續斷有強筋骨、利關節的作用，但如關節紅、腫、熱、痛，炎症明顯，屬風濕熱痺者則不宜用。

肉蓯蓉｜滋腎氣，養命門

肉蓯蓉為一年生寄生草本植物肉蓯蓉帶鱗片的肉質莖，素有「**沙漠人參**」之美譽，具有極高的藥用價值，是我國傳統的名貴中藥材，也是歷代補腎壯陽類處方中使用頻度最高的補益藥物之一。關於肉蓯蓉也有一段神奇的傳說。

據說，鐵木真有一個結拜兄弟叫札木合。此人嫉妒心非常強，看著自己結拜兄弟鐵木真的部落日益強大起來，他心裡萌生了除掉結拜兄弟的想法。他將這種想法付諸了行動。因為自己的力量還比較弱小，於是他聯合其他幾個部落的人進攻鐵木真的部落。雙方大戰，鐵木真失利，被圍困於沙山。獲勝的札木合，將俘虜進行屠殺。他這一殘暴的行徑激怒了天神，於是天神派出神馬去幫助鐵木真。神馬來到鐵木真的面前，看了看被困在沙山的鐵木真，仰天長鳴，用蹄子刨出了像神馬生殖器一樣的植物根塊，鐵木真與部將們吃了根塊，神力湧現，衝下沙山，一舉擊潰了札木合的部落。

肉蓯蓉的補腎作用

肉蓯蓉是一種名貴中藥，性溫，味甘酸鹹，入腎、大腸經。入腎經則補腎壯陽，益精補血；入大腸經則能潤燥通便。該藥溫而不燥，滋而不膩，既可補陰，又可補陽，是歷代補腎、益壽的佳品。

肉蓯蓉被歷代醫家視為**補腎延年之良藥**。兩千多年前的《神農本草經》即有「肉蓯蓉益精氣」的記載。《本草經疏》謂其「滋腎補精血之要藥，久服則肥健而輕身」。《本草匯言》說：「肉蓯蓉，養命門，滋腎氣，補精血之要藥。男子丹元虛冷而陽道久沉，婦人沖任失調而陰氣不治，此乃平補之劑，溫而不熱、補而不峻、暖而不燥、滑而不洩，故有從容之名。」

人到老年或大病久虛，精氣虛乏，真陰漸枯，臟腑失去濡養，諸多健康指數下降，出現腰膝冷痛、頭目昏花、記憶減退、反應遲鈍、性功能障礙等。如果經常服食肉蓯蓉，可令人生理機能旺盛，免疫力增強，起到抗衰老的作用。如果用肉蓯蓉配紫河車、韭菜子、山藥、栗子等食品一同食用效果更好。

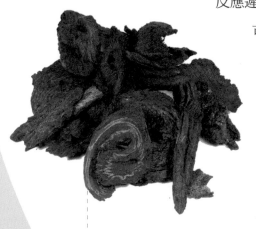

肉蓯蓉既可補陰，又可補陽，是歷代補腎、益壽的佳品。

腎其華在髮，腎氣足，則腎臟功能好，頭髮就會烏黑、濃密有致、富有光澤與彈性。如果腎虛的話，血液會生成不足，頭髮就不能得到很好的滋養。出現早生白髮、脫髮、頭髮稀疏細軟、乾燥、無光澤無彈性、容易開叉斷裂等問題。這種情況

下用肉蓯蓉配伍其他補益肝腎藥就能起到悅顏、烏髮、潤髮的作用。《普濟方》中著名的**復老還童丸**就是由肉蓯蓉、菟絲子、巴戟天、牛膝各 60 克（四味藥均用酒浸），丁香、乳香、木香、沉香、檀香各 30 克組成的。將上述藥物共研為細末，煉蜜黃豆粒大的藥丸，每天早、晚各服 30 丸，用黃酒送下，可壯元氣，烏鬚髮，適用於腎虛不足、鬚髮早白、頭髮乾枯者。

使用方法有竅門

肉蓯蓉可以鮮食，也可以烹煮藥膳，並可開發成增強體力、抗疲勞和抗衰老的保健品。在居家使用中，肉蓯蓉這味藥用來煎湯、煎膏、泡酒、煮粥都可以，下面我就給大家介紹一下肉蓯蓉粥和蓯蓉麻仁膏的做法。

肉蓯蓉粥：取肉蓯蓉 30 克、鹿角膠 5 克、羊肉 100 克、粳米 150 克。將肉蓯蓉煎水取汁，然後與切成小塊的羊肉及粳米一起煮粥，快熟的時候下鹿角膠，煮至粥熟即可食用。這款粥適用於腎虛、陽痿遺精、精血不足、婦女宮寒不孕等症。

蓯蓉麻仁膏：取肉蓯蓉 15 克、沉香 6 克、火麻仁 30 克。將蓯蓉、火麻仁煎水，沉香後下，一同煎取濃汁，取汁後加入等量的蜂蜜，攪勻，煎沸收膏。每次吃一兩勺就可以達到潤腸的效果，便秘、腹脹的人吃這個膏有很好的治療作用。

居家使用注意事項

肉蓯蓉能助陽、滑腸，故陰虛火旺及大便泄瀉者不宜服。腸胃實熱、大便秘結者也不宜服。

| **鎖陽** | 陰陽雙補、補陽不傷陰的「不老藥」

鎖陽不僅是一味藥名，也是一個地名，在中國甘肅省瓜州縣就有一個鎖陽城。而鎖陽城的來歷也與鎖陽這味中藥有著不解之緣。

薛仁貴是唐朝非常有名的將領。有一次他帶兵出征西域，結果出師不利被哈密國元帥蘇寶同的大軍層層圍困在了苦峪城。被敵國的大軍團團圍困，水盡糧絕，苦不堪言。薛仁貴雖然心有不甘，可是也不得不面對眼前的狀況。有一天，他外出散心，發現田地裡面長了一種和紅蘿蔔一樣的植物，根塊肥大，看上去味道不錯。薛仁貴命令將士們將其挖出來食用，以代替緊缺的糧食。就是此種植物救了薛仁貴和將士們的命。後來薛仁貴聽別人說，此種植物名叫鎖陽。為了紀念鎖陽救命之恩，薛元帥把苦峪城改名為鎖陽城。

鎖陽除了可**充飢解渴**外，其治病的功效也被傳得十分神奇。相傳，當年成吉思汗征戰至河西走廊時突發惡疾，生命垂危。冬至那天夜裡，成吉思汗在睡夢中突覺耳畔颼颼來風，睜開眼睛只見面前一片光亮，一位白髮老者飄然而至。老者告訴成吉思汗他的病唯九頭鎖陽可治，成吉思汗正想從榻前起身，留住老翁，忽覺全身乏力，不能動彈，一下驚醒才知剛才是在夢境中。他覺得此夢不凡，於是命隨營將士遍地搜尋，奮戰二十一晝夜，終於在三九的第三天採得九頭鎖陽一根。成吉思汗食用後昏睡了三天，醒來病痛全無。從此，民間流傳三九三的鎖陽能治百病。

鎖陽雖談不上能治百病，但其補腎壯陽的功效確實是非常強的。

鎖陽的補腎作用

鎖陽是**冬生夏枯之品**，多生長在攝氏零下二十度的沙漠地帶，生長之處地不封凍，落雪即溶。由於鎖陽對生長環境的要求十分苛刻，所以非常稀少，歷史上一直被作為進貢朝廷的名貴中藥。

鎖陽的得名源於該藥的藥用功效——「鎖住陽氣，長盛不衰」，所以又被稱為「**不老藥**」。宋朝名醫寇宗奭在《本草衍義》中說：「鎖陽可大補陽氣，益精血，興陽潤燥，養筋滑腸。凡陽氣虛損、精血衰敗者珍為要藥。」元代醫家朱丹溪配製的**虎潛丹丸**和清朝乾隆皇帝服用的「**龜齡集**」都用鎖陽入藥。

鎖陽是補腎助陽的名藥，但它有別於人們片面理解的壯陽藥，也不同於其他補腎藥。因為鎖陽具有補陰扶陽、虛實兼治、男女通用的特徵，能夠調節陰陽平衡，陰虛補陰，陽虛扶陽，遇虛則補，逢實則瀉，因此適用範圍非常廣，可用於治療腎陽不足、精血虧虛、不孕、腰膝痿弱、腸燥便秘等症。

鎖陽的得名源於該藥的藥用功效——「鎖住陽氣，長盛不衰」，故又被稱為「不老藥」。

使用方法有竅門

鎖陽既可以入藥，也可以食用，是藥食兩用的補陽佳品。鎖陽的使用方法有很多種，可以泡酒、熬粥、煲湯，還可作茶飲。下面我就給大家簡單介紹一下鎖陽的這幾種使用方法。

將**鎖陽入酒**，可以補氣健脾、益精滋腎、祛風活血、強壯筋骨。適

用於腎虛氣弱、陽事不舉、遺精盜汗、腰膝痠軟、風濕性關節痛等症。將鎖陽切片，每30～50克鎖陽泡酒250毫升，還可適當加入紅參、枸杞子、玉竹、牛膝等，這樣浸泡二週後即可服用。

如果是**熬粥**的話，就先將鎖陽洗淨放入沙鍋，加水煎取濃汁，去渣。粳米洗淨入鍋，加適量水，用小火慢煮，待粥將成時，加入鎖陽濃汁、白糖調味即成。這款粥品可溫陽補腎，適用於腎陽虧虛型陽痿、怕冷、腿軟無力等症。如果再加點黑豆、蓮子、核桃仁就可以做成**鎖陽補腎粥**。做法也不難，先將黑豆泡軟，蓮子去心，核桃仁搗碎。將鎖陽用布包好，與黑豆、蓮子、核桃仁一同放入沙鍋內，煮至米爛粥成再調味即可。該粥補腎助陽，健脾益氣，適用於脾腎陽虛導致的消化不良、肢冷畏寒、反酸、噯氣、老年便秘等症。

如果是作**茶飲**的話，就取鎖陽水煎，去渣留汁，加紅糖適量飲服，這樣的茶飲有很好的溫陽、潤腸、通便功效。

另外，鎖陽還可以用來燉湯，如**鎖陽羊肉湯**，就是用鎖陽和羊肉一起燉煮而成。我給大家介紹一下鎖陽羊肉湯的做法。首先準備瘦羊肉150克、鎖陽15克、香菇25克、生薑4克，料酒、鹽、味精等調料少許。先將羊肉燙過，香菇切絲，再將鎖陽、生薑、香菇、羊肉一起放入鍋中，水需淹過材料，大火煮開十分鐘，轉小火燉一小時，起鍋前，加鹽和料酒即可服用。這個湯適用於各種陽虛證。

居家使用注意事項

鎖陽能補陽不傷陰，育陰以助陽，是陰陽雙補的要藥，成年男女均可食用。但因此藥具有較強的性腺生成作用，所以未成年人不宜食用。

| 補骨脂 | 溫補脾腎的要藥

說到補骨脂，在民間也流傳著一個關於它的傳說。據說，它曾治好過唐朝鄭相國的水土不服症。

鄭愚在七十五歲高齡的時候，被皇帝任命為海南節度使。在古代聖旨是不能違抗的，於是他只能日夜兼程在規定的時間內去上任。畢竟是年紀大了，身體本來就比較虛弱，再加上水土不服，上任沒幾天就病倒了。臥床休息，症狀未見好轉，後來服用了一個姓李的人向他推薦的藥物——補骨脂，服後七、八日，身體不適的症狀就有所好轉，堅持服用了十幾天後，疾病竟然痊癒了。

其實，補骨脂不光能治療水土不服症，更是一味溫補脾腎的要藥。

補骨脂的補腎作用

補骨脂性大溫，味辛、苦，歸腎、脾經，具有補腎壯陽、固精縮尿、溫脾止瀉等作用。適用於腎陽不足而致的下元虛冷、腰膝冷痛、陽痿、遺精、尿頻、遺尿等症，腎不納氣而致的虛喘不止症，脾腎兩虛引起的便溏或五更黎明時洩瀉、消化不良等症。

《本草經疏》記載：「補骨脂，能暖水臟；陰中生陽，壯火益土之要藥也。」可見它是溫補脾腎的要藥。

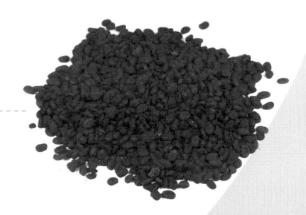

補骨脂具有補腎壯陽、固精縮尿、溫脾止瀉等作用。

使用方法有竅門

在生活中，有的人常在黎明之前腹痛、腸鳴、洩瀉，這種情況在中醫裡被稱作「**五更瀉**」。五更瀉是腎陽不足、命門火衰、脾腎陽虛、陰寒內盛所致。如果碰到這種情況，用**補骨脂煮雞蛋**食用有很好的效果。取補骨脂 30 克、雞蛋 3 枚、肉荳蔻 15 克。先將雞蛋用清水煮熟，撈出打破外皮，再與補骨脂、肉荳蔻同煮十五分鐘即可。每日一次，趁熱將雞蛋吃完，可以起到溫腎暖脾、固腸止瀉的作用。

腎虛遺精的患者，用補骨脂、精鹽各等份，研末，每次服 6 克，每日二次，效果不錯。頑固性遺尿患者，用補骨脂 3 克、麻黃 0.5 克研末，用溫開水沖服，每日二次，效果也很不錯。

居家使用注意事項

補骨脂溫補脾腎的效果雖好，但因其性質溫燥，對胃又有刺激性，長期服用易出現口乾舌燥、咽喉乾痛等症狀，因此陰虛火旺及有胃病者應慎用。

補腎陰的中草藥

｜生地黃｜清熱涼血的好幫手

傳說唐朝時，有一年瘟疫在長江流域肆虐，奪去了很多老百姓的生命。儘管當地醫生的醫術精湛，可是卻沒有人想到擊退瘟疫的良策。縣太爺無奈之下，只好到神農山藥王廟祈求神仙的幫助。可能是縣太爺的誠心感動了神仙，於是賜給他一株叫地皇的根狀草藥，這種藥根塊大而短，形狀像蘿蔔，顏色微黃，口味發苦。後來，縣太爺用這種藥治好了當地百姓所患的疾病，瘟疫也因此得到了有效控制。瘟疫過後，百姓們把它引種到自家農田裡，因為它的顏色發黃，便把地皇叫成地黃了。

時至今日，生地黃雖然不再用來治療過去所謂的瘟疫，但它滋補腎陰的藥用價值仍然備受推崇。那麼，生地黃又有哪些滋陰補腎的功效呢？

生地黃的補腎作用

在中醫裡，**人體一切正常的水液統稱為津液**。腎對津液的輸布起著主宰作用。腎陰為人身陰液之根本，具有滋養濡潤各臟腑組織器官並制約陽亢之功。腎陰虧虛，陰不制陽，虛火內生，就會出現五心煩熱、潮熱盜汗、面紅顴赤；陰虛津液不能上承，就會口乾咽燥。腎陰虧虛重在滋陰補腎，生地黃為滋陰補腎的首選藥品。

生地黃味甘、苦，性寒，入心、肝、腎三經，既能涼血，又能滋陰，具有清熱滋陰、涼血止血、生津止渴的功效。主治熱入營血所致的舌絳煩渴、斑疹吐衄，陰虛內熱所致的骨蒸勞熱、津傷口渴、內熱消渴、腸燥便秘等症。《飲膳正要》中說生地黃「生血，補腎水真陰」。因此，凡血分有熱及諸臟津傷陰不足者，均為常用之品。

很多中醫處方中都用到了生地黃，如用於治療溫熱病之高熱、口渴、舌紅絳的清營湯；用於治療陰虛火旺之口乾口渴、頭暈目眩的**六味地黃丸**等。

使用方法有竅門

生地黃作為滋陰補腎之品，在食用時既可**煮粥**、燉湯，又可作茶飲。煮粥的話，可以用生地黃 50 克、紅米 100 克、冰糖適量。先把生地黃洗淨後煎取藥汁，與紅米加水共煮，煮沸後加入冰糖，煮成稀粥。

每天早、晚空腹溫熱食用。這款紅米生地黃粥具有清熱生津、涼血止血的功效。適用於血熱崩漏、鼻衄及消化道出血，還可用於熱病後期、陰液耗傷、低熱不退、勞熱骨蒸，或高熱心煩、口乾作渴者。

腎虛型骨質疏鬆症患者還可以做**生地黃雞**這道佳餚：選用 1,000 克重的烏骨雞 1 隻、生地黃 250 克、麥芽糖 150 克，先將雞收拾乾淨，再將生地黃洗淨後切成細條，與麥芽糖混合後塞入雞腹內，用棉線紮緊，然後把雞放到瓷

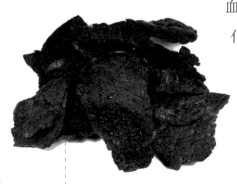

生地黃味甘、苦，性寒，入心、肝、腎三經，既能涼血，又能滋陰，具有清熱滋陰、涼血止血、生津止渴的功效。

鍋裡用文火燉熟（切記不要加鹽、醋等調味品），菜成後喝湯吃雞肉，有填精補髓、益腎滋陰的功效。

肝腎陰虛不足所致腰痠痛、口渴煩熱、盜汗、潮熱者，可用生地黃沖**茶飲**。取枸杞子 5 克、生地黃 3 克、綠茶 3 克、冰糖 10 克。用 250 毫升開水沖泡後飲用，可反覆沖飲至味淡。該茶品有滋肝補腎、養陰清熱之功效。

居家使用注意事項

生地黃性寒而滯，會影響脾胃的消化吸收功能，所以脾胃虛寒（虛弱）、大便溏薄、胸悶食少、氣滯痰多者不宜應用。

｜玄參｜養腎護腎的「君藥」

玄參，又名**元參**，為多年生玄參科植物玄參的乾燥根。玄是黑的意思，玄參表皮灰黃色或棕褐色，有不規則的縱溝，斷面墨黑，嗅之有一股醬氣，嘗之甘中微鹹略苦，以支條肥大、皮細、質堅、蘆頭修淨、肉色烏黑者為佳。

玄參的補腎作用

玄參性寒，味甘、鹹、微苦，入肺、胃、腎經，具有清熱涼血、瀉火解毒、滋陰潤燥、壯腎水以制虛火、清上徹下的功效，是清熱養陰、涼血解毒之佳品，不論虛熱還是實熱都能用。如縱慾耗精、真陰虧損、致虛火上炎，用玄參可以滋陰抑火。中醫認為頭疼、耳鳴、熱毒、喉風、咽痛、瘰癧、傷寒陽毒等症都是無根浮游之火所致，玄參有清上徹下之功，所以對腎陰虛而言，玄參涼潤滋陰，其功效勝於知柏，因此被

看做護腎的「**君藥**」。

玄參為養陰的補益藥材，具有清熱涼血、滋陰降火除煩的功效。歷代醫家對玄參都很重視，很多著名醫家都有一定見解。李時珍在《本草綱目》中說：「滋陰降火、解斑毒、利咽喉、通小便血滯。」清代名醫陳修園也說：「元參所以腹中諸疾者，以其啟腎氣上交於肺，得水天一氣，上下環軼之妙用也。」清代著名醫家吳鞠通對它破格重用，在治療邪熱入營、神昏譫語，以及熱入血分（症見舌質深絳、脈數、煩擾不寐、吐血、衄血、發斑）而應用的代表方劑（如清營湯、清宮湯、化斑湯）中都使用了玄參。

使用方法有竅門

玄參是**清熱涼血藥**的一種，也是滋陰降火的常用藥。有些年紀大的人容易眼睛乾澀、乾咳舌燥，而喉部並沒有出現紅腫痛的發炎現象，這並不是感冒，中醫稱這種症狀為「陰虛」，此時可以適當服用玄參、玉竹、麥冬等養陰的藥材來改善體質。

也可以用玄參泡茶飲，比如用玄參10克、綠茶3克，加開水適量沖泡後飲用，能滋陰降火、除煩解毒，對熱病煩渴、便秘、咽喉腫痛、皮膚炎症有很好的療效。此茶既滋陰又養血，可以經常飲用。用玄參、天冬、麥冬各30克，搗成末後加蜂蜜適量煉成小藥丸，含入口能夠滋陰降火，對陰虛火旺導致的口舌生瘡有奇效。

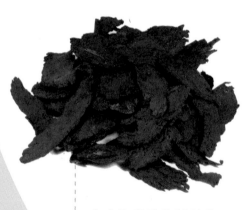

玄參為養陰的補益藥材，具有清熱涼血、滋陰降火除煩的功效。

此外，玄參還可用來入菜，如玄參燉豬肝就有滋陰除煩、滋養肝腎的功效。這道菜的做法很簡單：先準備玄參 15 ～ 20 克、豬肝 300 ～ 400 克、生薑 3 片。將玄參洗淨，稍浸泡；豬肝洗淨，晾乾水，切薄片。與生薑一起放進燉盅內，加入冷開水 750 ～ 1,000 毫升，加蓋隔水燉兩個半小時便可。食用時調入適量食鹽。此量可供二～三人用。

居家使用注意事項

在清洩腎火的中藥中，**玄參與生地黃的功效類似**，兩者均能清熱涼血，養陰生津，常配伍使用。但玄參瀉火解毒力較強，因此多用於咽喉腫痛、痰火瘰癧等症；而生地黃清熱涼血力較大，因此多用於血熱出血、內熱消渴等症。玄參性寒而滋膩，因此脾胃虛寒、食少便溏者不宜服用。

| 女貞子 | 烏髮明目、強壯體力的良藥

女貞子是中醫常用的一味滋補腎陰良藥，關於女貞子的來歷，還有一個神奇的傳說。

相傳秦漢時，臨安縣城有一個員外，家境非常殷實。員外有一獨生女兒，容貌端莊，品德賢淑。這個女孩非常喜歡自己的教書先生，於是就與其私定了終身。但是員外對這件事情並不知情，就是知情他也絕不會同意自己女兒嫁給一個窮困潦倒的教書先生。後來員外將女兒許配給了縣令的兒子。員外的女兒不同意這門婚事，但員外收下了聘禮，定了婚期，婚事已經成了定局。員外的女兒知道事情不會再有轉機了，但是她也不想辜負了教書先生，於是在出嫁當天，撞死在閨房當中。教書先生聽說員外的女兒因為自己撞牆而死，憂鬱成疾，原本一頭烏

黑的頭髮也變白了。轉眼間三年過去了，有一天教書先生到員外女兒的墳前去弔唁，他發現墳前長了一棵樹，樹上結滿了果實，於是他就採摘了一些吃掉了。果實入口，往事也一幕幕湧上心頭。從此他每日到墳前精心培育此樹，摘下果實充飢，寄託哀思，天長日久，此樹變得鬱鬱蔥蔥，教書先生的病也逐步好轉，過早變白的鬢髮也開始轉黑。從此，女貞子的神奇作用便流傳開來。

女貞子的補腎作用

女貞子性平，味甘、苦，具有補腎滋陰、養肝明目的功效，在中藥裡屬補陰類藥物。傳統上用於治療陰虛內熱、腰膝痠軟、頭暈眼花、鬢髮早白等症。在我國，女貞子自古以來就是人們常用的提神、強壯體力之藥。

《神農本草經》上說女貞子能補中氣、安五臟、養精神、除百病，製酒久服，有增強體質、長筋肉、壯筋骨等功效。李時珍在《本草綱目》中說它能「強陰，健腰膝，明目」。日本的研究也表明女貞子確實有防止衰老、強筋骨、鎮靜神經的功效。

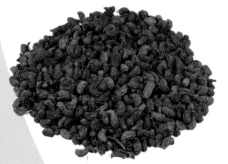

女貞子自古以來就是人們常用的提神、強壯體力之藥。

女貞子單用常製成**女貞子膏**，女貞子膏能滋養肝腎、強壯腰膝，用於肝腎兩虧、腰膝痠軟、目眩耳鳴、鬢髮早白，具有補腎滋陰、養肝明目、除虛熱、聰耳明目等作用。其性平和，補陰而不膩滯，宜於久服。

女貞子還可與其他藥物配伍組成**複方**，《醫方集解》中的**二至膏**，就是把等份的女貞子、墨旱蓮和桑葚水煎取濃汁，加入約等量的蜂蜜，

煮沸收膏使用。每次吃一兩勺，就能起到補肝腎、滋陰血的作用了。

使用方法有竅門

　　新鮮的女貞子可以**直接食用**，從藥店買回來的女貞子通常是乾燥的果實，食用時可以與其他藥材配伍作**茶飲**。如二子菊花飲就是取女貞子、枸杞子各 15 克，菊花 10 克，煎水飲用。此飲品以女貞子、枸杞子補肝腎、明目，以菊花養肝、明目。用於肝腎陰虛引起的眼目乾澀、視物昏花或視力減退。**二綠女貞茶**就是取綠萼梅、綠茶、橘絡各 3 克，女貞子 6 克。將女貞子搗碎後，與前三味藥共入杯內，以沸水沖泡即可。每日一劑，不拘時飲服。此茶能養陰利咽，行氣化痰。肝腎陰虛、虛火上浮、氣鬱痰結引起的咽痛不適、咽喉有異物感，飲用效果很好。

　　女貞子、黑芝麻、桑葚、草決明還可做成滋補肝腎、清養頭目、潤腸通便的**女貞決明子湯**。取女貞子 15 克，黑芝麻、桑葚、草決明各 10 克。水煎，早、晚空腹溫服，日服一劑。此湯適用於肝腎陰虛所致頭暈眼花、高脂血症、便秘及動脈硬化症者。

　　想要美容的女性，可以泡女貞子酒喝。選女貞子 200 克、低度白酒500 毫升。將女貞子洗淨，蒸後曬乾，放入低度白酒中，加蓋密封，每天振搖一次，一週後開始服用。每日一～二次，每次一小杯。可以補益肝腎、抗衰祛斑，尤其對老年脂褐質斑效果好。

居家使用注意事項

　　選購女貞子時，以顆粒飽滿、色藍黑、乾燥無泥者為佳，顆粒小、色黃者次之。女貞子為滋補腎陰類藥材，脾胃虛寒洩瀉及陽虛者不宜食用。

｜墨旱蓮｜滋肝補腎的「美髮明星」

唐朝時有一個人，名叫劉簡。此人只有一個興趣愛好，那就是喜歡遊歷名山仙跡。他一生當中遊覽了很多名山仙跡。有一次在出遊的過程中，遇見了一位自稱為「虛無子」的採藥老人。兩個人興趣相投，於是促膝長談。長談之後，老人還帶劉簡到自己的藥園去參觀。老人的院子裡面種了很多藥物，看得劉簡目瞪口呆。那一刻，劉簡知道，自己眼前的這位老人絕對不是一個普通人，於是他便向老人虛心求教「如何才能長生不老」。聽完劉簡的話，老人對劉簡說：「長生不死是不可能的，但長壽還是可望的。」於是老人將水池邊生長的一種植物送給了劉簡，他告訴劉簡自己就是因為服食了這種植物才能活到百歲的。劉簡回到家裡之後，將這種植物種在了水田邊。等此種植物長到二十公分才開始服用，果然也活到了百歲。由於這種植物葉子墨綠，劉簡便將它命名為墨旱蓮。

食用墨旱蓮雖然不一定真能如傳說中所說的活到一百歲，但是墨旱蓮的滋肝補腎作用確實不容置疑。

墨旱蓮的補腎作用

墨旱蓮性味甘，酸、寒，入腎、肝經，既可滋補肝腎之陰，又可涼血，還有止血之效，對肝腎陰虛所致的頭昏目眩、牙齒鬆動、腰背痠痛、下肢痿軟諸症以及血熱所致的多種出血症有較好的療效。

腎其華在髮，腎臟功能的好壞直接影響到毛髮的生長、顏色、光澤和彈性。《本草正義》認為墨旱蓮「入腎補陰而生長毛髮」，很欣賞它的美髮功能。明代名醫繆仲醇對墨旱蓮十分推崇，在《本草經疏》中說：「古今變白之草，當以茲為勝。」他認為在中草藥中，能使白

髮變黑的最佳藥物非墨旱蓮莫屬。墨旱蓮被認為是烏鬚黑髮、生長毛髮的要藥，中醫美容古方中墨旱蓮的使用頻率也極高。比如《千金月令》中的**金陵煎**，《壽親養老書》中的**牢牙烏髭方**、**旱蓮散**，《攝生眾妙方》中的**烏鬚固齒方**，《太平聖惠方》中的**治眉毛脫落方**，都是以墨旱蓮為主藥的。

使用方法有竅門

使用墨旱蓮的方法，**內服**可單獨用墨旱蓮，也可與其他中藥配伍製成湯劑、散劑、丸劑、膏劑。如用 100 克墨旱蓮加 2 克甘草煮水，三碗水煮成一碗，放到溫熱就可以飲用了，甜甜的挺好喝，一週三次，晚飯後服用，是滋陰清熱又補腎的好方法。還有一種簡單方便而且有效的使用方法值得推廣，那就是將新鮮的墨旱蓮洗淨後，再用溫開水浸泡片刻後搗爛取汁，加少量紅糖，用開水沖服。這種服法，由於揮發油、皂苷、維生素等有效成分不被破壞，所以療效較好。

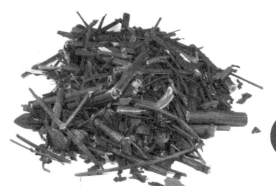

《本草正義》認為墨旱蓮能「入腎補陰而生長毛髮」，很欣賞它的美髮功能。

墨旱蓮除了內服外，還可以**外用**。如用 250 克墨旱蓮煮水，五碗水煮成二碗，放涼，盛在瓶子裡，放進冰箱，洗頭的時候，從冰箱拿出來，混合洗頭水，一起洗頭，可以達到烏髮的作用。堅持一個月，頭髮會烏黑髮亮，堅韌有彈性。墨旱蓮鮮汁，也是外治的好藥材。《太平聖惠方》中的治眉毛脫落方值得推薦：用新鮮墨旱蓮搗爛絞汁，再用汁磨生鐵，用此汁塗在兩側的眉弓骨部位，並用手指沾藥汁反覆揩擦，

以使藥力滲透到眉毛的皮下。堅持使用數月，眉毛就會重新生長出來。

居家使用注意事項

墨旱蓮性質寒涼，故一般脾胃虛寒、大便洩瀉及虛寒性出血者不宜服用。

｜桑葚｜藥食兩用，滋陰又補血

《世說新語》中有一個關於桑葚的故事。晉朝有個叫謝安的宰相。一天有一個北方人前來拜見，兩個人閒談中談到了水果這個話題上。謝安一直對南方的水果情有獨鍾，所以對北方的水果知之甚少，於是他就問來客北方什麼水果最好。來客告訴謝安，北方最好的水果當屬桑葚。謝安聽了之後很好奇，於是又接著問南方有什麼水果可以與桑葚相媲美。北方人回答說是柑橘一類。謝安聽了之後心裡很不高興，暗想小小的桑葚怎能與柑橘相媲美，簡直就是胡言亂語。這個北方人從謝安的面部表情中揣測到了謝安的心理變化，為了證實自己不是在胡言亂語，於是在桑葚成熟的季節，他買了匹快馬，將採摘的桑葚送給了謝安。謝安品嚐過後，欣然一笑，認同了那個北方人的說法。後來，還將那個北方人聘為賓客。

其實，桑葚不僅是一款甘甜美味的水果，還是一味可以滋陰補血、補益肝腎的藥材。

桑葚的補腎作用

桑葚又名**桑果**，早在兩千多年前，桑葚已是中國皇家御用的補品。桑葚既可入食，又可入藥，是難得的藥食兩用的滋補佳品。桑葚味甘

酸,性微寒,入心、肝、腎經,具有補血滋陰、固精益腎、生津止渴、潤腸燥等功效,常用於肝腎陰虛、精血虧損、腸燥便秘等症。

　　我的一個朋友有一段時間總是感覺頭暈目眩,有時候還耳鳴心悸,晚上也經常失眠,實在沒辦法了就向我求助,綜合他的情況,我認為這是肝腎陰虛造成的,於是我告訴他一個方法:買1,000克新鮮桑葚(如果買不到新鮮的,用乾品代替也行,有500克就夠了),攪碎取汁,然後煎熬成稀膏,再加入300克蜂蜜,一同熬至黏稠,裝在罐子裡,放在冰箱裡冷藏,每天吃一小勺。朋友按照我說的做了,一星期後他打來電話說感覺好多了,晚上也能睡著覺了。

桑葚不僅是一款甘甜美味的水果,還是一味可以滋陰補血、補益肝腎的藥材。

使用方法有竅門

　　桑葚除了鮮食外,還有多種使用的方法,如做桑葚粥、桑葚茶、桑葚酒。**桑葚粥**的做法很簡單:將煮好的大米白粥、小米粥、麥片粥等白味粥,調入桑葚粒和桑葚汁即成。該粥可通便養胃、消暑清熱。

　　桑葚茶:先在杯內放入適量桑葚果粒,若要熱飲則衝入熱開水;天氣熱,則可直接衝入冷水及加冰塊,攪拌均勻即成為一杯口感美味的桑葚茶。桑葚茶風味甚佳,具有護肝明目、助眠及美白皮膚的作用。

　　桑葚酒:準備桑葚5,000克、大米3,000克、酒麴適量。取桑葚搗

汁煮沸；將米煮熟，瀝乾，與桑葚汁攪勻蒸煮，加入酒麴適量攪勻，裝入瓦壇內；將瓦壇放入棉花或稻草中發酵，根據季節氣溫不同，至發酵到味甜可口時即可取出飲用。每次四匙，開水沖服。每日二次。桑葚能補肝益腎、熄風潤燥。此酒甘甜可口，亦食亦藥，常飲可滋補肝腎。

居家使用注意事項

桑葚性質偏寒，因此脾胃虛寒、大便溏稀的人最好不要吃。

｜黃精｜養陰生津的「太陽之草」

據說很久之前，有一個可憐的小姑娘，在她很小的時候父母都過世了。為了維持生計，她不得不給一個財主家打長工。每天她都要上山砍柴割草、下田耕地種菜，晚上回到財主家吃點殘羹剩飯。因為吃不飽，於是白天外出勞作的時候，小姑娘就會在山上找點食物充飢。有一次，她在山上發現一種植物的根莖特別甘甜，滋味如同水果，於是她每　天餓了的時候就會找這種東西來吃。日子一晃而過，轉眼間這個小姑娘就已經長大成人。財主見姑娘長得漂亮標緻，於是就起了賊心，一心想將其納為小妾。這個姑娘死活不同意，但是

黃精不僅養陰，還可補氣，常用於治療脾胃虛弱、體倦乏力、口乾食少、肺虛燥咳、精血不足、內熱消渴等症。

財主苦苦相逼，於是她只能逃入深山當中。在深山裡面，沒有食物，於是她依舊靠著先前吃的植物根莖為生。財主知道姑娘逃到了山裡面，於是派人去追，但是姑娘健步如飛，他們根本就追不到，只好放棄。這一幕被神醫華佗看見了，等到那些人走了之後，華佗走到姑娘面前，問她何以身輕如燕，健步如飛，以致健壯的家丁都追不上她。這個姑娘就將自己食用植物根莖的事情告訴了華佗。因為植物的根莖形狀如雞頭，所以姑娘將其取名「黃雞」。華佗將植物的根莖帶回去研究發現，此根莖具有補脾益肺、養陰生津的功效，可用於治療體虛瘦弱、氣血不足、肺癆、胸痺以及肺燥咳嗽等症。後來，華佗就把它改稱為「黃精」，並一直延用至今。

黃精的補腎作用

黃精，又名老虎薑、雞頭參。黃精性平味甘，入肺、脾、腎經，不僅養陰，還可補氣，常用於治療脾胃虛弱、體倦乏力、口乾食少、肺虛燥咳、精血不足、內熱消渴等症。

黃精是一味很好的滋補強壯中藥。《博物誌》記載了這樣一段有趣的對話──黃帝問天姥：「天地所生，豈有食之令人不死者乎？」天姥曰：「**太陽之草**，名曰黃精，餌而食之，可以長生。」《神仙傳》也說：「尹軌學道，常服黃精，年數百歲，後到太和山中。王烈常服黃精，年三百三十八歲，猶有少容，登山歷險，步行如飛。」

黃精的補腎益壽之功也受到了文人墨客的讚譽。大詩人杜甫曾有「掃除白髮黃精在，君看他年冰雪容」的名句。明代散曲家王磐寫過一首《黃精詩》，其中幾句是：「神州黃精，濟我空氓。代糧辟穀，且使長生。」

使用方法有竅門

日常養生，可以用**黃精煮粥**食用：用黃精 30 克、粳米 100 克，先將黃精煎水取汁，再將粳米放入藥汁中煮至粥熟，如果覺得味淡可以加一些冰糖。這個粥滋養脾肺的作用很好。

老年人身體虛弱、精血不足，可以自製**九轉黃精膏**來吃，很容易做。取黃精、當歸等份，水煎取濃汁，加蜂蜜適量，混勻，煎沸。每次吃一兩勺，對補益脾腎、補精血很有好處，常吃可延年益壽。

黃精還有很好的抗結核作用，因而是極好的補益抗癆之品。**黃精煲鴨**可輔助治療肺結核：取黃精 60 克、白果（即銀杏，去殼）12 枚、蜜棗 3 枚、1,000 克重的鴨 1 隻（宰好，去毛及腸雜），放入鍋中用文火煲九十分鐘，食肉飲湯，每日一次，配合服抗癆藥，有助於康復。

居家使用注意事項

黃精性質平和，作用比較緩慢，所以必須長期服用才會有效。痰濕較重、陽虛便溏的人不宜服用。

| 鱉甲 | 退熱除蒸的補腎良藥

鱉俗稱甲魚、水魚、團魚和王八等，是一種**藥用價值極高的動物**。鱉歷來是備受推崇的食療滋補佳品，鱉甲為傳統中藥材，有滋陰清熱、軟堅散結的功效；鱉首可治療脫肛，漏瘡等；鱉肉具有滋陰涼血、益氣調中之功效；鱉卵可補陰虛。鱉的全身均可入藥，因而備受人們推崇。相傳在清代就曾有人用鱉甲治好了光緒皇帝的「骨蒸」病。

清朝的光緒皇帝，體弱多病。有一次，他的腰椎中間不知道為何疼

痛不止。御醫想了很多辦法，也給皇帝開了很多藥物，可是服用後收效卻不大。於是皇帝只能發佈告，尋求民間醫生的幫助。有位民間醫家知道了這件事情之後，就前往皇宮為皇帝獻計。到了皇宮，他給皇帝號了一下脈之後，胸有成竹地開了藥方。藥方即是將鱉甲與知母、青蒿水煎服。光緒皇帝試著服了一個月後，病情果然有所好轉。

鱉甲的補腎作用

鱉甲就是鱉的背甲，味鹹，性微寒，歸肝、腎經，有滋陰潛陽、軟堅散結、退熱除蒸的功效。常用於陰虛發熱、勞熱骨蒸、虛風內動、經閉、久瘧等症。《本草新編》中稱：「鱉甲善能攻堅，又不損氣，陰陽上下有痞滯不除者皆宜用之。」醋炙後能軟堅散結，可用於胸脅氣鬱積聚作痛。

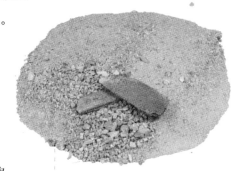

鱉甲為傳統中藥材，有滋陰清熱、軟堅散結的功效。

很多老百姓常常弄混淆鱉甲與龜甲，這兩味藥都是滋養肝腎之陰的良藥，但鱉甲長於退熱除蒸，龜甲長於滋腎，大家日常使用時應有所區別。

現代研究證實，鱉甲可治療肝病。用鱉甲配龜甲及其他活血軟堅、疏肝利濕的中藥，可用來治療無明顯腹水的慢性肝炎或肝硬化病人。長期服用**鱉甲煎劑**，可以促進肝血液循環，改善肝功能。用鱉甲熬製而成的鱉甲膠，可治腎虧頭暈、多夢遺精，為補腎滋陰之良藥。用鱉甲細末配茶油調勻外敷，可治燒燙傷。

使用方法有竅門

鱉甲可以用來內服，也可以用來外敷。**內服**的話，一般是用來煎湯、熬膏或入丸、散。如能夠滋陰清熱、平肝熄風的鱉甲湯，就是取鱉甲20克用水煎三十分鐘後取汁，一日內分二次溫服。此方主治癆熱蒸骨、陰虛風動之症。

鱉甲還可以做成味美又補益的菜餚，如**鱉甲燉乳鴿**。用鱉甲30克，乳鴿200克，食鹽、味精、醬油、料酒、蔥段、薑片等少許，將鱉甲敲碎後放入乳鴿腹中，然後加調料燉製即可。佐餐食用，有滋腎益氣、散結通經的功效。民間常用於治療婦女因身體虛弱引起的月經閉止，也是孕前的一款好食譜。

居家使用注意事項

鱉有一定的墮胎之弊，所以**孕婦忌用**。脾胃虛寒者也不宜服用。還有一點值得注意的是，**做菜餚食用後的鱉甲已經沒有藥用的功效，所以不宜再入藥**。

｜山茱萸｜收斂元氣可養神

唐代大詩人王維有一首詩：「獨在異鄉為異客，每逢佳節倍思親。遙知兄弟登高處，遍插茱萸少一人。」詩中描述了中國人在重陽節有登高、插茱萸的習俗。為什麼重陽節要登高插茱萸呢？這還有一個頗具傳奇色彩的故事。

東漢有一個叫桓景的人，他跟著一個道士學道。有一天，道士憂心忡忡地告訴他，在九月九日那天，桓景家中將有大禍。桓景聽到這個消息之後，慌了神，連忙向道士請教如何才能免除災禍。道士告訴他若是想免除災禍，在九月九日那天家中不要留人，此外，每個人還都應用紅色的袋子裝滿茱萸繫在臂上，到一個高處飲菊花酒。桓景和家裡的人按照道士所說的方法去做了。九月九日過後，他們又都回到了家中。到了家裡面，桓景發現家裡面養的動物都死了，看著動物的屍體，他嚇出了一身冷汗。這件事情傳開後，大家紛紛效仿，在九月九日重陽節這天佩戴茱萸絳袋，登高飲菊花酒。這個習俗至今仍流傳在民間，人們相信登高佩戴茱萸能趨吉避禍，使自己逢凶化吉。

山茱萸以其補力平和、壯陽而不助火、滋陰而不膩膈、收斂而不留邪等特殊功效被歷代醫家所喜用。

山茱萸的補腎作用

　　茱萸有吳茱萸、食茱萸、山茱萸之分，山茱萸是我國常用名貴中藥材，始載於《神農本草經》，被列為中品之藥。它以補力平和、壯陽而不助火、滋陰而不膩膈、收斂而不留邪等特殊功效被歷代醫家所喜用。張仲景還以山茱萸組方創製了「**金匱腎氣丸**」，該丸藥有補益肝腎、澀精斂汗的功效，是肝腎虛損的常用藥。

　　生活中，有不少老年人每當打噴嚏、咳嗽、大笑或腹部用力時，尿液就會不由自主地從尿道溢出，褲子經常是濕的，讓這些老年人非常痛苦。這種情況就是常說的老年性尿失禁。這個病給許多老年人在身體上和心理上帶來巨大的痛苦，嚴重影響了老年人的身心健康。中醫認為，老年人之所以會出現尿失禁的情況，主要是因為人的腎氣隨著年齡的增長日益虛弱，引起中氣下陷所致。雖然病在膀胱，但卻涉及脾、肺、腎及肝。因此，在治療時應以補益腎氣、提升中氣為主，同時調理各個臟腑的功能。這種情況下，山茱萸作為一味補肝腎藥就可發揮其效用。

　　山茱萸有**固澀收斂作用**，包括斂尿、斂精、斂帶、斂便、斂汗等。山茱萸對於需要收斂的慢性病，如慢性尿路感染、遺精早洩、白帶過多、自汗、盜汗等臨床都是有效的。值得注意的是對於出汗，單用山茱萸藥力稍弱，宜在複方中使用。

使用方法有竅門

　　山茱萸一般是用水煎服，或研末入丸、散吞服。老年人因腎氣虧虛引起的尿失禁的病症可用山茱萸 9 克、五味子 6 克、益智仁 6 克，水煎服，一段時間後病情就會慢慢好轉甚至痊癒。

另外，對於自汗、盜汗這類病症，用山茱萸、防風、黃芪各9克，水煎服，療效很好。而如果有汗出不止的症狀，就用山茱萸、白朮各15克，龍骨、牡蠣各30克，水煎服，病情很快就會有所好轉。

山茱萸用水煎服時，常用量為6～12克。

居家使用注意事項

山茱萸雖有很好的固澀收斂作用，但是對於大便次數雖多，但有大便不暢、腹脹氣、裡急後重的病人，則不宜使用山茱萸進行收澀。

| 金櫻子 | 補腎固精，善治遺尿

金櫻子，俗名**糖罐子**、**山石榴**。關於它名字的來歷，有這樣一個故事。

從前有對夫婦，家裡面有三個兒子。兒子長大之後，各自成家立業。三個兄弟婚後各自有了自己的孩子，但是老大和老二都不是生兒子，唯獨老三生了一個兒子。在那個年代，生男生女是有很大區別的。受思想觀念的影響，人們都認為生兒子才能傳宗接代，所以老三家的兒子自然成了全家的寶貝。時間匆匆而過，轉眼間老三的兒子也到了娶妻生子的年齡。老三的兒子樣樣都很優秀，可是唯獨有一點不好就是尿床。就因為他有這個毛病，所以沒有姑娘願意嫁給他。這可將家裡人急壞了，為了治好小夥子的病，他們到處求醫問藥，但總也不見效，為此日日發愁。有一天，村裡來了位身背藥葫蘆的老先生，自稱可以治好小夥子的病。家裡人抱著試試看的心情將老先生請到了家裡面。老先生告訴小夥子的家人，他身上沒有可以治療尿床的藥物，不過他可以到南方去採。但去南方採集此種藥物具有一定的危險，因為南方

到處都是有毒的瘴氣。家裡人懇求老先生辛苦一趟，老先生也不忍拒絕，於是就隻身上路了。三個月後，老人帶著藥回來了，但不幸的是老人中了瘴氣的毒，沒過多久就去世了。老人去世的時候只留下了一個葫蘆和葫蘆上掛著的金黃色纓穗，為了感謝採藥的老先生，弟兄三人便把這種藥取名叫「金纓」。小夥子服用了老人帶回來的藥物之後，遺尿的毛病很快就好了。後來，「金纓」又被叫成了「金櫻子」。

多年不癒的尿床竟然一用金櫻子就能治好，這主要還是與金櫻子的補腎功用分不開的。

金櫻子的補腎作用

金櫻子是一味補腎固精的名藥。中醫學認為，金櫻子味酸澀、性溫平，入腎、大腸二經。有固精澀腸、縮尿止瀉的功效。適用於滑精、早洩、遺精、遺尿、尿頻、脾虛瀉痢、肺虛喘咳、盜汗、自汗、崩漏、帶多、白濁等症。

古代醫家在治療遺精的方劑中，很多都用到金櫻子。《明醫指掌》中有一個治夢遺的名方——**金櫻子膏**，就是把金櫻子搗碎煎成藥膏。用金櫻子和粳米熬成的金櫻子粥也有很好的收澀、固精、止瀉的效用。

古代醫家在治療遺精的方劑中，很多都用到金櫻子。

金櫻子還能澀腸止瀉。清氣上升，濁氣便會下降，以產生正常排便。若脾虛等導致氣不升而下陷，便會引起腹瀉。持久的洩瀉會耗氣，因氣隨過多的排便而耗散。金櫻子的澀味能收斂這些耗散的氣，並防止

進一步損耗，從而使久瀉得到控制。

使用方法有竅門

金櫻子如果用來煎湯服用的話，用量一般以 3 ～ 6 克為宜。除煎湯外，金櫻子還可製成味美又治病的藥膳。下面我就給大家介紹三款金櫻子的藥膳。

冰糖金櫻子：將金櫻子 50 克去毛去核後放在碗裡，放入冰糖 100 克，加入清水適量，蒸五十分鐘即可食用。能治早洩、滑精、夢遺、崩漏帶下、經血不調等症。

金櫻子粥：金櫻子 30 克，洗淨，用水煎煮二十分鐘，去渣留汁。粳米 100 克，淘洗乾淨，與金櫻子汁煮粥，汁少可適量加水。食用時可放些白糖。此粥有固精澀腸、強身益髓、養氣補血的功效，但是感冒或發熱的病人不宜食用。

金櫻子蜜膏：取金櫻子 1,500 克，搗碎。用水煎煮三次，每次煎三十分鐘，去渣留汁，然後加適量蜂蜜，煎煮成膏。每日睡前取一匙，用開水沖服。能治療早洩、遺精、滑精、婦女體虛帶多等症。

居家使用注意事項

有實火、邪熱者忌食金櫻子。

| 沙苑子 | 養肝明目、補腎益精之品

沙苑子原名叫**白蒺藜**，為什麼又叫沙苑子呢？沙苑子這個名字的由來，據說與唐代的一個公主有一段淵源。

據說唐玄宗有一個寶貝女兒，這個公主自幼體弱多病，皇帝讓御醫進行診治，可是公主的病卻沒有得到根本性的好轉。後來，唐朝爆發了安史之亂，玄宗帶著楊貴妃倉惶出逃。公主在出逃的過程中與家人失散了。公主的奶媽帶著公主來到了陝西沙苑一帶，投奔了一位叫做「東方真人」的道士。民間不像宮中，有那麼多的規矩。雖說公主與家人失散後飽嘗顛沛流離之苦，但是與此同時也享受到了童年的自由和快樂。因為沒有束縛，她可以與小夥伴們無拘無束地玩耍。她最喜歡做的一件事情就是和小夥伴一起到沙灘上找白蒺藜。她們找到的白蒺藜除了交給「東方真人」一部分外，剩下的就用來泡茶喝。一晃三年過去了，公主出落得非常美麗不說，氣色也非常好。後來，叛軍被打敗了，皇上回到皇宮，同時也開始派人尋找下落不明的公主。公主知道這個消息之後，決定返回皇宮與家人團聚。在公主臨走之前，「東方真人」送給公主一個葫蘆，葫蘆裡面裝的就是白蒺藜。「東方真人」告訴公主，回到皇宮之後可以泡茶喝，有強身健體的功效。公主回到宮中後，為了紀念在沙苑一帶難忘的童年生活，就將常喝的白蒺藜改名為沙苑子。

沙苑子的補腎作用

沙苑子性溫，味甘，歸肝、腎經，為溫補肝腎、固精、縮尿、明目的良藥。中醫認為，沙苑子可升，可降，可散，可補，補肝明目，補腎益精。《本草綱目》載：「沙苑子甘溫無毒，主治補腎、腰痛洩精、虛損勞乏。」《本草求原》認為沙苑子能治「腎冷、尿多、遺溺」。《本

草從新》說沙苑子能「補腎強陰、益精、明目，性能固精」。

　　沙苑子益精而不亂陽、補陽而不亂陰。入腎則固腎澀精，入肝則養肝明目，因此多用於肝腎虛損之腰痛、小便失禁或淋漓不盡、遺尿、遺精、早洩及眼花等。以沙苑子為主藥，配用相關藥物可用於治療腎虛腰痛、遺精早洩、白濁帶下、小便餘瀝、眩暈目昏等症。用沙苑子配伍續斷、牛膝、杜仲等，可用於治腎虛腰痛；沙苑子配用山萸肉、五味子、蓮須、龍骨、巴戟天、仙茅等可用於治療腎虛所致的遺精陽痿；沙苑子配伍桑螵蛸、菟絲子、覆盆子、益智仁、補骨脂等，可用來治療老年人腎虛所致的小便頻數或失禁。

沙苑子益精而不亂陽、補陽而不亂陰。入腎則固腎澀精，入肝則養肝明目，因此多用於肝腎虛損之腰痛、小便失禁或淋漓不盡、遺尿、遺精、早洩及眼花等。

使用方法有竅門

　　沙苑子性溫而柔潤，補腎壯陽，補先天之不足，益肝明目，治後天之所傷，是一味平補陰陽的藥物。把沙苑子搗碎泡茶喝，可以治療腰痛，長期堅持，還延年益壽。如果再加入菟絲子一起泡茶，則可治療肝腎不足引起的頭暈眼花。遺精、遺尿、夜多小便者，可取沙苑子 10 ～ 12 克，魚膠 15 ～ 30 克，先將沙苑子用布包住，魚膠用水泡開，加水適量，放入燉盅內隔水燉 1 ～ 1.5 小時，調味食用。肌膚甲錯、肝腎氣血不足者，可用沙苑子 300 克、白芍 150 克、熟地黃 100 克、大棗 1,000 克，將前三味烘乾，微炒研末，用棗泥為丸，每次服三～六丸，每日二～三次，效果很好。

喜歡喝酒的朋友，還可以用沙苑子泡一壇沙苑杜仲酒喝。取沙苑子 30 克、韭菜子 10 克、杜仲 15 克、白酒 500 克。將上述中藥浸酒，十五天後便可飲用。每次飲一小杯。用於腎虛陽痿、腰痛、小便餘瀝不盡。

居家使用注意事項

沙苑子為溫補固澀之品，所以陰虛火旺及小便不利者忌服。一日用量以 10 ～ 15 克為宜。

| 益智仁 | 「久服身輕」的補腎防衰良藥

益智仁是薑科多年生草本植物益智的果實，說到這個名字的來歷，有一個有趣的故事。

相傳很久以前，有一個家財萬貫的員外，年過半百才得一子，取名叫來福。來福自小體弱多病，頭長得特別大，又流口水，而且行為反應遲鈍，呆滯木訥，同時還有一個毛病，就是每天都尿床。一晃幾年過去了，來福一直少言寡語，記性特別差，長到十歲了還不會數數，數到後面就忘記前面，為了給兒子治療，周邊的名醫都請遍了，結果什麼原因都查不出，病情也沒有好轉。

有一天，一個老道雲游到此，聽員外講完了孩子的情況後，便告訴員外說：「離此地八千里的地方有一種仙果，可以治好孩子的病。」並在地上畫了一副畫，畫中是一棵小樹，小樹葉子長得像羌葉，根部還長著幾顆欖核狀的果實，畫完之後老道便走了。員外為了醫好幾代單傳的兒子，決定親自去尋找仙果。歷經了千辛萬苦員外終於找到了老道所說的那種植物，員外從那顆樹上摘了滿滿的一袋果實就踏上了

返回之路。由於員外所帶食物已經耗盡，沿途又人煙稀少，他每天吃十顆仙果充飢，奇怪的是他覺得自從吃了那仙果後記性越來越好，來時的路在他的腦海裡異常清晰，而且精力也十分旺盛，很快便回到了家中。

來福吃了員外摘回的仙果後，身體也一天比一天強壯，而且變得開朗活潑、聰穎可愛，與以前相比判若兩人，在十八歲那年他去參加科舉考試，結果金榜題名高中狀元。人們為了紀念改變他命運的仙果，便將仙果取名為「**狀元果**」，同時也由於它能益智、強智，使人聰明，所以又叫它**益智仁**。

益智仁能補腎壯陽，固精縮尿，溫脾止瀉，悅色延年，提高記憶力，而且是「久服輕身」的一味補腎防衰良藥。

益智仁的補腎作用

益智仁味辛、性溫，氣味芳香，歸脾、腎兩經，尤其長於溫攝腎氣、補腎助陽、固精縮尿，臨床上常用於治遺精、夜尿頻多之症，它兼能溫脾止吐、止瀉，故也用於治療寒性胃痛、脾虛吐瀉、口淡多涎、心悸、飲食減少等症。

益智仁能補腎壯陽，固精縮尿，溫脾止瀉，悅色延年，提高記憶力，而且是「久服輕身」的一味補腎防衰良藥。常配伍金櫻子、覆盆子、山茱萸治遺精、滑精；配葛根、肉荳蔻治脾腎虛洩；配乾薑、丁香治胃寒嘔吐、多涎；配川烏、乾薑治傷寒陰盛、心腹痞滿、嘔吐洩痢、手足厥冷。

著名的**縮泉丸**就是由烏藥、益智仁、山藥三味中藥組成的，對膀胱虛寒、小便頻數、遺尿不止等病症可以起到溫腎祛寒、縮尿止遺的作用，也可用於治療脾腎虛寒所致的口流涎唾。兒童夜尿嚴重者，用益智仁加胡椒放入豬小肚裡熬湯喝，效果也很好。

益智仁溫而不熱，暖而不燥，補而不峻，澀而不洩，有緩和之性，很適合長期從事腦力勞動的人和體質虛弱者作為健腦益智、延緩衰老和益壽延年之品服用。

使用方法有竅門

益智仁盛產於海南，在民間被廣泛應用。用益智仁拌米製成的**益智粽**，既是一種美味小食，又可溫脾腎以攝誕、澀精。相傳晉安帝時，廣州刺史盧循將益智仁拌米製成益智粽，餽贈給劉裕，劉裕回敬以「續命湯」。

將益智仁、豬肚、瘦肉、茨實、薏苡仁、蓮子、補骨脂、紅棗、馬蹄、紅蘿蔔熬成**益智豬肚湯**飲用，可健脾胃、益心腎、補虛損，用於治療不思飲食、洩瀉日久，或心煩口渴、心悸失眠，或胃虛所致的小便頻數，夜尿增多，對胃、十二指腸潰瘍也有療效。

《局方》中關於**益智散**說，如果出現腹脹、腹瀉的情況，可以用益智仁 100 克，水煎取濃湯服下，數天便可治癒。

對處於更年期的婦女來說，喝**益智仁粥**可以治癒更年期症候群。取益智仁 5 克、糯米 50 克、細鹽少許。將益智仁研為細末，再用糯米煮粥，然後調入益智仁末，加細鹽少許，稍煮片刻，等粥黏稠後就分早、晚服食。

居家使用注意事項

腎主納氣，腎虛則不能納氣，又主五液，涎乃脾之所統，脾腎氣虛，二臟失職，是腎不能納，脾不能攝。益智仁有斂攝脾腎之氣的功效，所以可以治療遺精虛漏、氣逆嘔吐、腎氣虛寒、洩瀉及小便餘瀝等腎氣不固之症。但如果嘔吐是由於熱而不是因於寒、氣逆是由於怒而不是因於虛、小便餘瀝是由於水涸精虧內熱而不是由於腎氣虛寒、洩瀉是由於濕火暴注而不是由於氣虛腸滑造成的，都應慎用益智仁。

｜菟絲子｜通補心、肝、腎的「長壽藥」

菟絲子是一種寄生性植物，據說發現它有藥用功效的是一個並不懂藥理的長工。

很久以前，有一個員外，他雇了一個長工為他養兔子。這個員外非常喜歡兔子，於是長工也倍加小心，生怕兔子有個什麼閃失。可是越是擔心什麼事情發生，到最後這件事情往往就會發生。有一次，長工在餵養兔子的過程中，不小心將兔子的脊骨弄傷了。長工非常擔心財主怪罪下來，也不敢將這件事情告訴財主。為了不讓財主發現兔子受傷了，他就將受傷的兔子丟到了豆苗地裡。他原本以為兔子會因此而死掉，數天後當他去豆苗地裡一探究竟的時候，卻發現兔子不但沒有死，而且傷也完全好了。為了弄清楚究竟是怎麼回事，長工又故意將另外一隻兔子弄傷放到了豆苗地裡。他細心觀察發現，受傷的兔子經常啃食一種纏在豆秸上的**野生黃絲藤**，不久兔子的傷就好了。長工猜想，應該是黃絲藤治好了兔子的傷。於是，他便用這種黃絲藤煎湯給他患有腰傷的父親喝，沒多久他父親的腰傷也被治好了。為了見證此藥的療效，他又讓其他的腰痛患者服用，也具有較好的療效。後來長

工便辭去了養兔的活計,當上了專治腰傷的郎中,並把這種能治腰傷的黃絲藤叫做「兔絲子」。因為此藥為一種草藥,因此後人就將其改名為「菟絲子」。

從上面的故事中可以看出菟絲子有「續絕傷、補不足、益健人」之功。

菟絲子的補腎作用

菟絲子以種子入藥,性溫,味甘,歸肝、脾、腎經,具有補養肝腎、益精明目、健脾止瀉、延年益壽之功效。菟絲子柔潤多液,不溫不燥,補而不膩,是一味平補陰陽的藥物,很多長壽成藥都含有菟絲子的成分。

菟絲子與鹿茸、枸杞子、附子、巴戟天等配伍使用能溫腎陽;與山萸肉、熟地黃、五味子等配伍使用可滋腎陰,所以常於腎虛腰痛耳鳴、陽痿遺精、消渴,不育,淋濁帶下,遺尿失禁等症;與車前子、熟地黃、枸杞子配伍使用,可以滋腎養肝明目;與茯苓、石蓮子、山藥配伍使用可以健脾止瀉。

《本草新編》中說:「菟絲子,可以重用,亦可一味專用。」《本草新編》還記載了一個治療遺精、多夢的方子:用菟絲子150克、水10碗,煮汁三碗,分早、午、晚三次服完,能治療遺精。因為這個病是心、肝、腎三經齊

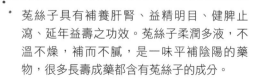

菟絲子具有補養肝腎、益精明目、健脾止瀉、延年益壽之功效。菟絲子柔潤多液,不溫不燥,補而不膩,是一味平補陰陽的藥物,很多長壽成藥都含有菟絲子的成分。

病，水火兩虛所致的，而菟絲子正是**補心、肝、腎的聖藥**，一味專用，沒有摻入其他的藥，所以能直入三經，起到標本兼治的療效。

使用方法有竅門

菟絲子的使用方法有很多，可以熬粥，可以泡茶，還可以外用，具體應該怎麼做呢？下面我就教給大家一些簡單的用法。

用來**熬粥**的話，就取菟絲子 60 克、粳米 100 克、白糖適量。先將菟絲子研碎，放入沙鍋內，加水適量，用文火煎二十分鐘，去渣留汁；再加入粳米後另加水及適量白糖，用文火煮成粥就可以了。此粥具有補腎益精、養肝明目的功效，適合那些總是感覺腿腳軟弱無力的人食用。

如果你是腦力勞動者，那就建議你用菟絲子**泡茶**喝，一次有 10 克就夠了，不過要洗淨、搗碎，再加點紅糖。喝此茶可養肝明目、延年益壽。菟絲子茶對老年人便秘也很有療效。如果將菟絲子和黑芝麻一起泡茶喝還能治老花眼，將菟絲子與黑芝麻碾碎，以 3：1 的比例用開水沖泡代茶飲用，過一些日子即可見效。

到了夏天，天氣炎熱，很多人會長熱疹、痱子，尤其是小孩，額頭或後背總是感覺痛癢難當，遇到這種情況別著急，菟絲子就可以派上用場了，找一把鮮菟絲子草，用它**搓身**，保證你一夏天都無憂無慮。

居家使用注意事項

陰虛火旺、陽強不痿及大便燥結者禁服。

填腎精的中草藥

｜熟地黃｜生精益髓的聖藥

熟地黃為生地黃的炮製加工品。通常以酒、砂仁、陳皮為輔料經反覆蒸曬，至內外色黑油潤、質地柔軟黏膩後入藥。日常使用，常切片或炒炭。熟地黃是滋補肝腎的重要藥物，不僅能夠養血滋陰，而且能夠生精填髓。《藥品化義》中道：「熟地黃生精益髓、封填骨髓、安五臟、和血脈、調肌膚、養心神、滋補真陰，為聖藥也。」

熟地黃的補腎作用

熟地黃味甘，性微溫，歸肝、腎經，有養血滋陰、補精益髓的功效。《本草綱目》記載：熟地黃「填骨髓，生精血，補五臟、通血脈，利耳目，黑鬚髮」，治「男子五勞七傷，女子傷中胞漏，經候不調，胎產百病」。因此，熟地黃對於血虛萎黃、肝腎陰虛及經血虧虛諸症都能治療。

熟地黃質潤入腎，善滋補腎陰，填精

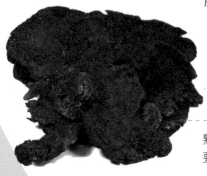

熟地黃質潤入腎，善滋補腎陰，填精益髓，為補腎陰之要藥。古人謂之「大補五臟真陰」，「大補真水」。

益髓，為補腎陰之要藥。古人謂之「大補五臟真陰」，「大補真水」。常與山藥、山茱萸等同用，治療肝腎陰虛引起的腰膝痠軟、遺精、盜汗、耳鳴、耳聾及消渴等症，能夠補肝腎，益精髓，著名的**六味地黃丸**中就有這幾味藥；也可與知母、黃柏、龜甲等同用治療陰虛骨蒸潮熱，**大補陰丸**中就有這幾味藥。熟地黃入肝，能補陰益精以生血，常與當歸、白芍、川芎同用，治療血虛萎黃、心悸、眩暈、失眠以及月經不調、崩中漏下等症，**四物湯**中就有這幾味中藥；如果治療崩漏下血而致的血虛血寒、少腹冷痛等症，可與阿膠、艾葉等補血止血、溫經散寒藥同用，**膠艾湯**中就有這幾味中藥。

　　熟地黃與生地黃在功能上有一定區別，《本草綱目》說男子多陰虛，宜用熟地黃；女子多血熱，宜用生地黃。又說生地黃能生精血，熟地黃能補精血。大家可以此作為日常使用的參考。

使用方法有竅門

　　熟地黃單用，或與當歸配伍燉雞，專治血虛證和女性月經不調。如果把熟地黃和枸杞子一起泡入白酒做成熟地黃酒，能補精血不足，治療健忘、脫髮等問題效果顯著。泡熟地黃酒的時候要注意，熟地黃和枸杞子的比例是 2：1，切碎後裝在紗布袋裡，紮緊袋口泡在酒裡，有 1,000 克酒就夠了。泡在酒裡還不算完，要記著每天振搖一次，七天後改為每週一次。二十天後就能喝了。喝完這些，藥渣還可以再加 500 克白酒，十五天後還能接著喝。每天一小杯，效果就會大不同。

　　熟地黃與黃芪、當歸等藥材配伍還可做成氣血雙補、固本養顏的藥膳——熟地黃芪羊肉湯。下面我就給大家介紹一下這道藥膳的做法：取羊肉 750 克、當歸頭 20 克、白芍 15 克、熟地黃 50 克、黃芪 50 克、

紅棗 5 個、生薑 3 片。將羊肉洗淨切塊，用開水焯一下備用；將紅棗去核，當歸頭切片，白芍、熟地黃、黃芪、生薑均洗淨。將以上藥材和食材一同放入鍋內，加清水適量，武火煮開後，改文火煲三小時，調味後即可食用。這道藥膳適用於氣血不足引起的面色蒼白或萎黃、氣短懶言、心悸怔忡、四肢倦怠、頭暈目眩、食慾不振等症；或腎陽不足引起的肢冷、面部色斑、腰膝乏力等症；或神經衰弱、貧血等症。

居家使用注意事項

熟地黃服食時忌蘿蔔、三白、諸血等。傷寒病患者不宜使用，脾虛痰多氣鬱之人慎服。

｜紫河車｜補腎益精的要藥

紫河車是**人體胎盤**的中藥名，又稱胞衣、胎衣等。大家都知道，胎盤既非草木，又非金石，世上也沒有紫河，為什麼卻命名為「紫河車」呢？其實，這名字的來歷帶有濃厚的神話色彩。

《本草綱目》解釋說：天地之先，陰陽之祖，乾坤之始，胚胎將兆，九九數足，胎兒則乘而載之，其遨遊於西天佛國，南海仙山，飄蕩於蓬萊仙境，萬里天河，故稱之為河車。母體娩出時為紅色，稍放置即轉紫色，因此，入藥時稱為「紫河車」。

據說中國歷史上最早將人體胎盤作為保健養生用物的人是兩千多年前統一中國的秦始皇。有一年，四十歲的秦始皇沿渤海灣東行，以巡視海疆為名到處尋找長生不老之藥。他蒐集了很多名藥，其中功效最好的就是胎盤。自那之後，胎盤一直被作為皇室養生的上品之物。

紫河車的補腎作用

中醫認為，紫河車味甘、鹹，性溫，入肺、心、腎經，有補腎益精、益氣養血之功。對於它的功效，我們還是看看古代醫典都是怎麼說的吧。

《日用本草》中說：胎盤「治男女一切虛損勞極、癲癇、失志恍惚。安心養血，益氣補精」。《本草經疏》則說：「人胞乃補陰陽兩虛之藥，有返本還元之功。乃血肉有情之品，大補氣血。」 《本經逢原》上說：「紫河車稟受精血結孕之餘液，得母之氣血居多，故能峻補營血，用以治骨蒸羸瘦，喘嗽虛勞之疾，是補之以味也。」

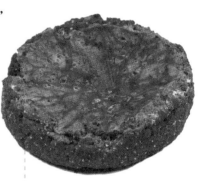

總之，紫河車既補陽補氣，又補陰補血，為補腎益精之要藥，凡是氣血虧損、陰陽兩虛的人都可以服用，也適用於各類腎虛證。

紫河車既補陽補氣，又補陰補血，為補腎益精之要藥，凡是氣血虧損、陰陽兩虛的人都可以服用，也適用於各類腎虛證。

使用方法有竅門

紫河車作為中藥使用的話，一般都是研末吞服，推薦每次用量 2～3 克。保健滋補多用鮮胎盤，買不到鮮品，則可從藥店或保健品商店購買紫河車，烘乾研末後，可直接用水、牛奶送服，或裝入膠囊中服用，或調入麵粉、奶粉、稀粥中，煮食。下面我給大家介紹幾道用紫河車製作的藥膳。

黃精紫河車湯：紫河車 1 具（洗淨）、黃精 50 克。將紫河車切碎，加入黃精共燉熟，分三次食用。此藥膳大補氣血，滋陰補腎，適用於

小兒貧血、婦女頭暈眼花、老年人腎肝不足、視力下降、腰痛、陽痿等症。

紫河車蒸鮑魚：紫河車粉 30 克、鮑魚 50 克、冰糖 30 克。將鮑魚切薄片，冰糖打碎，放入蒸碗內，加入紫河車粉，加清水適量。將碗置蒸籠內，用大火蒸四十分鐘便可。每日一次。常食可滋補肝腎，補氣養血。

紫河車燉雞：仔雞 1 隻（500 克），紫河車 30 克，薑、蔥、鹽適量。將紫河車洗淨，烘乾，研成細粉；將雞宰殺後收拾乾淨；薑切片，蔥切段。把雞身上抹上鹽，放入沙鍋內，加入紫河車粉、薑、蔥以及清水適量。將鍋用武火燒沸，再用文火燉煮五十分鐘即可。每天一次，佐餐食用。此藥膳可補虛損，益氣血，適用於病後體弱，尤其是癌症放療、化療之後，氣血大虧，面白聲怯，脾胃虛弱，貧血者。

紫河車燉冬蟲夏草：紫河車半具、冬蟲夏草 10 克。將紫河車洗淨切塊，然後加入冬蟲夏草一起燉熟，加入調味品後食用。本藥膳能補益肺腎，適用於肺腎兩虛、久咳喘息、身體虛弱的人使用。但咳嗽痰多、邪實者忌用。

居家使用注意事項

胎盤雖為治療虛損勞傷的上品，但仍不可擅自妄食。另外，病婦胎盤、霉爛胎盤、不潔胎盤，都不宜食用。

｜何首烏｜烏髮美顏抗衰老

傳說過去有一個名叫「何田兒」的人，自小體弱多病，五十多歲了還沒有子嗣。他心情很壞，於是獨自走進深山，離家修煉，期望通過練功能把他不育的問題治好。

有一天夜裡，他喝醉了酒睡在山野間，朦朧中看見兩株相距一米多遠的藤本植物的苗蔓忽然交纏在了一起，過了一段時間後才分開，然後又交纏在了一起。

見此情景何田兒感到非常奇怪，出於好奇第二天早晨他將那兩株植物連根掘起，拿回村裡向眾人詢問，但沒有一個人見過這種植物。

後來有一位老人對何田兒說：「你既然年老無子，此二藤相距三尺多，苗蔓忽然相交在一起，久而始解，解後又交，實在奇異，這恐怕是天賜的神藥吧，你何不服用試試呢？」於是何田兒便將所挖之根搗碎，每天早晨空腹時用酒送服 5 克。連服數月後便感覺身體強健，精神振奮，於是他常服不斷，又加至每日 10 克。

轉眼間一年過去了，何田兒原已花白的頭髮變得烏黑油亮，原已蒼老的容顏也變得神采奕奕。有此神藥相助，何田兒也不再常居深山修煉了，他回到家中又娶了一房年輕的妻子，誰知他不僅不育的問題沒了，而且還與這房妻子生養了好幾個孩子，於是他將他的名字「田兒」改為「能嗣」。

從此以後，他家即將此藥當做傳家寶一代一代傳下去，能嗣又讓兒子依法照服，父子二人都活了一百多歲，他們雖為百歲老人，頭髮卻烏黑如漆。於是他們便將此藥取名為「何首烏」。

何首烏的神話傳奇，當然不足為信。但是，何首烏有兩大獨特的功

藥到病自除——常見補腎中草藥的居家簡易使用

效，是經過臨床驗證的。這**兩大功效**，一是延年益壽，抗衰老；二是久服令人多子，治療男性不育。

何首烏的補腎作用

何首烏味苦、甘、澀，性溫，歸肝、心、腎經。李時珍對何首烏的評價很高，他說何首烏能「養血益肝，固精益腎，健筋骨，為滋補良藥，不寒不燥，功在地黃、天門冬諸藥之上」。近代名醫張山雷也給予了它很高評價：「首烏之根，入土甚深，而藤蔓延長，極多且遠，能入夜交纏。含至陰之氣，具有凝固能力，所以專入肝腎，補養真陰，且味固甚厚，稍兼苦澀，性則溫和，皆與下焦封藏之理符合，故能填益精氣，備有陰陽平和作用，非如地黃之偏於陰凝可比。」

另外，何首烏還有美容和烏髮的功效。《本草綱目》說何首烏「可止心痛，益血氣，黑髭髮，悅顏色」。何首烏具有益精血、補肝腎作用，經常服用可使人氣血充足，面色紅潤，容光煥發，面色無華或面色萎黃的血虛病人，常服製何首烏（深加工過的何首烏），可使面容青春久駐。

現在很多人因為專注於工作和學習而經常影響胃口，甚至還會頭昏腦漲，建議大家用開水沖一兩勺何首烏粉喝，幾分鐘

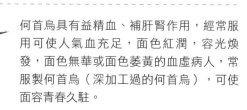

何首烏具有益精血、補肝腎作用，經常服用可使人氣血充足，面色紅潤，容光煥發，面色無華或面色萎黃的血虛病人，常服製何首烏（深加工過的何首烏），可使面容青春久駐。

後你就能感覺神清氣爽、頭腦清晰，然後再工作和學習，效率自然就高了。所以，大家不妨在家裡常備一些何首烏粉，感覺頭暈乎乎的時候就喝上一杯。

使用方法有竅門

很多人都知道何首烏能夠抗衰老，治療白髮，於是就到藥店買來熬水喝。誰知吃了以後身體很不舒服，還拉肚子。這主要是不會用何首烏引起的。何首烏有生熟之分，熟品是經過嚴格炮製的，可以抗衰老，烏鬚髮，而生品能滑腸。如果你吃了生何首烏，拉肚子就在所難免了。因此，我們服用的何首烏一定要是炮製過後的熟品。

此外，因為何首烏這味藥必須要服用比較長的時間才能起效，如果用何首烏養生，最起碼是三個月。如果是用何首烏做藥膳，比如熬雞湯，則很難堅持。**何首烏丸**現在沒有成藥，在藥店買不到，需要專門配製。但何首烏丸的製法也比較麻煩，因此最好是直接用製何首烏研末，煉蜜為丸，這個到同仁堂可以做。當然，如果是買首烏粉或首烏片服用，也能起到一定的作用。

居家使用注意事項

何首烏有潤腸通便的作用，大便不好的人應當慎用，尤其是生何首烏。何首烏養肝血，滋腎陰，直入下焦，如果有外感疾病，容易引邪入裡，感冒會變得更加嚴重，所以感冒發燒時要暫停使用。服用何首烏時，不能吃血製品，如豬血、鴨血等，也不能吃沒有鱗的魚，如鱔魚、泥鰍等，以免產生毒性。還要忌吃蘿蔔、蔥、蒜。此外，**何首烏里含**

有鞣質類物質，遇鐵會發生化學反應。所以搗藥、削皮都不能用鐵器，最好用竹子或木頭。

| 冬蟲夏草 | 陰陽雙補益精氣

提到冬蟲夏草這個名字，很多人都會有疑惑，冬蟲夏草究竟是蟲還是草呢？顧名思義，冬蟲夏草當然冬天是蟲，而夏天就變成草了。為什麼這麼神奇呢？

每年盛夏時節，在海拔三千八百公尺以上的雪山草甸上，冰雪消融，樹枝吐綠，百花鬥豔，在高原一代活動的蟲草蝙蝠蛾便將千千萬萬個蟲卵留在花葉上，一段時間後蛾卵變成小蟲，鑽進潮濕疏鬆的土壤裡，吸收植物根莖的營養，把身體養得潔白肥胖。這時，球形的真菌孢子遇到蟲草蝙蝠蛾幼蟲，便鑽進蟲體內部，吸取營養，萌發菌絲。

受真菌感染的幼蟲，蠕動到距地表二～三公分的地方時，便會頭朝上尾朝下死去，人們把這種蟲子叫做「冬蟲」。雖然幼蟲已死，但幼蟲體內的真菌卻日漸生長，直至充滿整個蟲體。來年春末夏初，蟲子的頭部便會長出一根紫紅色的小草，高約二～五公分，頂端有菠蘿狀的囊殼，這就是「夏草」。

其實，冬蟲夏草是一種**昆蟲與真菌的結合體**。「蟲」是蟲草蝙蝠蛾的幼蟲，「草」是蟲草真菌。冬蟲夏草藥性溫和，平補陰陽，與人參、何首烏、靈芝並稱為四大仙草，有很好的保健功效。

冬蟲夏草的補腎作用

冬蟲夏草作為藥物使用，首先是藏族醫生發現的，在藏醫書裡，這個藥物的主要作用就是治療咳嗽，止咳化痰。在清代這個藥傳入中原

地區，清代吳儀洛在他的《本草從新》中首次記載使用，書中說冬蟲夏草甘平保肺，益腎，補精髓，止血化痰，醫勞咳、治膈症皆良。中醫認為，蟲草入肺腎二經，既能補肺陰，又能補腎陽，是唯一一種能同時平衡、調節陰陽的中藥。

　　腰為腎之府，很多老年人經常有腰痛的情況，這種腰痛的特點是痛而痠軟，喜按喜揉，足膝無力，遇勞更甚，臥則減輕，常反覆發作。中醫認為這種腰痛是腎虛所致。治療腎虛腰痛，冬蟲夏草可以說有很好的療效。不過，冬蟲夏草只能治療腎虛腰痛，對　　於其他類型的腰痛則沒有什麼療效。具體怎麼用呢？

將冬蟲夏草 30 條放入 500 克白酒內封好，泡三十天以上，每天早晨，空腹喝一杯，吃一條冬蟲夏草。這個方法對治療男性陽痿、遺精、早洩效果很好。

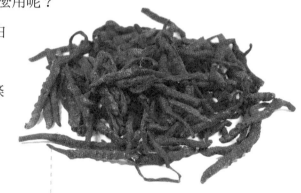

　　冬蟲夏草能夠陰陽雙補，而且有很好的補肺作用，肺主衛氣，補了肺，就相當於加固了衛氣。所以對於皮膚陽氣（衛氣）不足造成的自汗和陰虛所致的盜汗都

冬蟲夏草能夠陰陽雙補，而且有很好的補肺作用，肺主衛氣，補了肺，就相當於加固了衛氣。所以對於皮膚陽氣（衛氣）不足造成的自汗和陰虛所致的盜汗都有獨特的療效。

有獨特的療效。具體怎麼用呢？一般是用蟲草 1 ～ 2 條，研末，如果是自汗，早晨空腹用淡鹽水送服；如果是盜汗，則睡前用淡鹽水送服。

使用方法有竅門

冬蟲夏草既可用來**泡酒、泡茶**，也可以**煎水、燉湯**，做成**藥膳**服食。例如有腰痛虛弱、夢遺滑精、陽痿早洩等症的人，可單用冬蟲夏草每次 2 克，研末，空腹送服，每日早、晚各一次；也可用冬蟲夏草 5 克，配川續斷、杜仲等，煎湯飲服。據《云南中草藥》介紹，當地百姓治療遺精，常用「冬蟲夏草 25 ～ 50 克，燉肉或燉雞服」。或用冬蟲夏草配合枸杞子、山藥、芡實、蓮子等一同煎服，效果更佳。

當然，服用冬蟲夏草補虛，要因人因病而異，如果是病後體虛，或平素體虛特別容易感冒的人，可以用冬蟲夏草**與雞、鴨、牛、豬、羊肉等燉服**。如用冬蟲夏草 5 條，老公鴨 1 隻，去除肚雜，加少許黃酒，煮爛食用，可增強體質。或每天用蟲草 4 條，煎湯後空腹服用。

居家使用注意事項

冬蟲夏草價格昂貴，假冒偽劣很多，購買時不可貪圖便宜，不要在路邊小攤購買，一定要到正規藥店或醫院購買。冬蟲夏草雖然性質溫和，平補陰陽，但還是溫性藥物，以補腎陽為主，凡外感發熱、濕熱內盛、陰虛內熱者不宜服用。冬蟲夏草雖然性質溫和，但這個藥的力量還是比較大的，因此不能過量服用，一般研末或泡酒掌握在一天 2 條之內，做藥膳也不要超過 5 條。

濟世有良方

鼎鼎大名的補腎中成藥

「中成藥的使用方法沒有什麼竅門，
只需按照使用說明服用即可。」

補腎陽的中成藥

| 金匱腎氣丸 | 補腎陽的代表中成藥

　　金匱腎氣丸又叫**八味腎氣丸**，此方來源於**漢代張仲景**所著的《**金匱要略**》一書。說到這個方子的治病效果，我先給大家講一個與明代御醫薛立齋有關的醫案。

　　這個醫案說的是宮裡的驪貴人患了病，老是感覺口渴，一天之內，要喝很多水，薛立齋獻上了金匱腎氣丸這個方子，旁邊的那些太醫們一看，哈哈大笑，說：「薛老弟，這個方子如果能夠止渴，那我們從此以後就不再幹醫生這行了！」那這幫太醫們是用什麼給驪貴人治療的呢？他們用的是木瓜、烏梅、人參、茯苓等生津的藥物，結果很糟糕，那個驪貴人越喝這些藥越渴，一點都沒有見效，不得已只好改服薛立齋開的金匱腎氣丸，結果只服用了三天，渴就止住了，因此驪貴人特別相信薛立齋，按照這個方子又服用了很久，後來不但不再犯病，身體還越來越好，飲食也增加了，強健得比年輕時候還好。

　　據醫案中所述，金匱腎氣丸可算是治病強身的靈丹妙藥。金匱腎氣丸是千古名方，從漢代起盛傳至今已有一千多年的歷史了，可見其治病的效果是非同一般的。那麼，這個金匱腎氣丸到底有何神效呢？這當然是與其補腎的功用密不可分的。

金匱腎氣丸的補腎作用

金匱腎氣丸為補腎陽的代表方，這個方子由**桂枝、附子、地黃、山茱萸、山藥、茯苓、澤瀉、丹皮這八味**中藥組成，因此又稱**八味丸**。方中以地黃滋陰補腎為主，用桂枝、附子溫陽補腎，實際上為陰陽兩補之方。該方是以滋陰為主，基於陰陽可以互相滋生的認識，通過滋陰補腎，而達到陽氣振奮、腎氣充實的目的，陰中求和，與單純的壯陽補腎藥不同，所以方名腎氣丸，而不稱之為腎陽丸。

中醫認為，腎為水火之臟，含腎陰腎陽，陰陽互根。所以，凡腎虛之證，必有陰陽兩虛的病理變化，但其臨床表現有偏陽虛或陰虛的不同。金匱腎氣丸是為腎陰陽兩虛、腎陽虛偏重者而設。腎陽虛者得之，可收陰中求陽之效，腎陰陽兩虛者得之，則有陰陽並補之功。

從東漢末年至今，腎氣丸對補腎方劑的發展產生了深遠的影響。後世許多補腎名方都由此而來，如宋代錢乙的**六味地黃丸**，嚴用和的**加味腎氣丸、十補丸**，明代張景岳的**右歸丸、右歸飲**等。腎氣丸治療的主要病位在腎，其基本病理變化是腎氣不足，水液代謝失常。其基本效用是改善水液代謝，調暢小便。本方適用於腎陽不足之腰膝痠軟、四肢逆冷、少腹拘急冷痛、小便不利或夜尿清長、陽痿早洩，以及痰飲、喘咳、水腫、消渴等症。現代常用於慢性腎炎、糖尿病、腰肌勞損及神經衰弱等具有腎虛表現者。

有人可能會奇怪，糖尿病怎麼也能用到這個藥，實際上我在前面所述的醫案中，講到了金匱腎氣丸對這個病的作用。醫案中驪貴人所患的實際上就是糖尿病。**糖尿病在中醫稱之為「消渴病」**。雖然說消渴病的基本病機為內熱傷陰，但內熱傷陰耗氣，日久多見氣陰兩虛，進一步發展，陰損及陽，又可表現為陰陽俱虛。中醫認為：五臟之虛，

窮必及腎，所以消渴病晚期患者常常可表現為腎陰陽俱虛，而出現神疲乏力、頭暈耳鳴、畏寒肢冷、肢體麻木疼痛、腰脊痠軟、冷痛、夜尿頻多，尿有餘瀝不盡，或見浮腫、男子陽痿、女子性慾淡漠、舌體胖大、脈象沉細無力等一系列表現，而金匱腎氣丸能滋陰補腎，溫陽益氣，所以，適合於糖尿病及相關病症的腎虛患者，尤其是糖尿病晚期併發症階段臨床表現為腎陰陽俱虛的患者。

使用方法有竅門

中成藥的使用方法一般都沒有什麼竅門，只需按照使用說明服用即可。如果硬要講究的話，那就是在服藥的時間上應有所注意。服用應在吃飯前後，相隔一小時左右。

金匱腎氣丸這類丸劑一般藥量比較小，同時中藥的起效相對來說也比較慢，需要長時間不間斷地堅持用藥才能有效果，所以金匱腎氣丸的療程相對來說會比較長。當然服藥療程的長短主要還是與所治疾病有關。比如，金匱腎氣丸如果是用來治療慢性腰腿痛，一般二週為一個療程，治療二～四個療程即可治癒。用來治療前列腺增生，一般十天為一個療程，用藥一～三個療程即可使病情得到緩解或治癒。用來治療老年性尿失禁，則以七天為一個療程，一般用藥一個療程即可使病情得到明顯好轉，三～五個療程後治癒。此外，有醫學研究人員發現：長期服用金匱腎氣丸，不僅可提高老年人的自身免疫能力，還可改善因衰老引起的視力減退症狀。所以，對於有需要的老年人來說，一般建議以半年為一個療程。

值得注意的是，長期服用金匱腎氣丸是針對身體虛弱的人而言的，沒有症狀的人群最好不要長期服用。

居家使用注意事項

金匱腎氣丸主要是用於治療腎陽虛，因此我們在治療中應注意明辨是腎陰虛還是腎陰陽俱虛。對待糖尿病及其併發症者，若以陰虛為主，尤其是陰虛同時兼有內熱者，金匱腎氣丸則是不合適的。否則可能引起口渴多飲煩熱、咽乾、失眠、性慾亢進、遺精早洩、便乾加重，或表現為頭痛、牙痛、口腔潰瘍等所謂「上火」的症狀。

│濟生腎氣丸│ 溫腎利水口碑好

濟生腎氣丸來源於**嚴用和**撰寫的《**濟生方**》一書。它是由**金匱腎氣丸加車前子、牛膝這兩味藥**而成的，故又名**加味腎氣丸**。牛膝具有活血通經、補肝腎、強筋骨、利尿通淋、引血（火）下行之功效，而車前子有利尿通淋、滲濕止瀉、清肝明目、清肺化痰的作用。《醫林纂要》記載：「車前子，功用似澤瀉，但彼專去腎之邪水，此則兼去脾之積濕；彼用根，專下部，此用子，兼潤心腎。又甘能補，故古人謂其強陰益精。」濟生腎氣丸因為加了這兩味藥，所以在溫補腎陽的同時，又增加了化氣行水的功效。

濟生腎氣丸的補腎作用

腎陽虛是由腎中陽氣不足所致。腎中陽氣，又稱「少火」。而補充少火，宜用微補、緩補，不宜一味猛補，否則易產生「壯火食氣」的現象。濟生腎氣丸用附子、桂枝，各取少量，取「少火生氣」之意，意在微微補火以鼓舞虧虛的腎中陽氣，補命門之火，引火歸原；再以地黃、山茱萸（製）、丹皮、山藥、茯苓、澤瀉六味藥滋補腎陰，促生陰液；如此配伍組方是本著陰陽互根的原理，陰陽並補，使得「陽得陰助，

而生化無窮」，補陽效果更穩固、更持久。為進一步治療腎陽虛水腫，本藥還配伍了牛膝、車前子以清熱利尿、滲濕通淋、引血下行，治療水腫脹滿、小便不利、腰膝痠軟等腎陽虛水腫症狀。十種藥物精當配伍，使其具有溫補下元、壯陽益腎、化氣利水、消腫止渴、引火歸原的功效。

本方是為腎陽不足、水濕內停之證而設，故可溫腎助陽，化氣行水。適用於腎陽不足、水濕內停所致的水腫、小便不利、消渴、哮喘、眩暈、痰飲等症，以及腰膝痠痛、腳軟，或全身浮腫（腰腹以下為甚）、動則氣喘、肢冷畏寒、下半身欠溫、少腹拘急、小便不利或小便反多、大便溏稀等症。現代多用於慢性腎炎、腎功能不全、心源性水腫、內分泌失調、糖尿病、前列腺增生等病症。

使用方法有竅門

濟生腎氣丸和金匱腎氣丸，在使用方法上大致是相同的，所不同的只是兩種藥在使用劑量上有所差異。服用的濟生腎氣丸如果是水丸，每40粒約3克，一次服6克，一日服二～三次；如果是蜜丸，則是每丸9克，一次服一丸，一日服二次。

居家使用注意事項

濟生腎氣丸重在溫腎利水，脾陽虛所致水腫或腎陽虛衰而無水濕者不宜使用。方中牛膝滑利下行，故腎虛遺精者亦不宜使用。

| 右歸丸 | 溫腎補陽，引陽歸原

說到右歸丸，我首先要提醒大家，千萬別把它與**歸脾丸**弄混淆了。記得有一次，一個朋友患的是腎陽不足所致的腰膝痠軟之症，我讓他

去買點右歸丸來吃，誰曾想他把名字給記錯了，去到藥店買回來一盒歸脾丸，服用過後自是沒有任何起色。歸脾丸是由黨參、黃芪、白朮、茯神、酸棗仁、龍眼肉、木香、炙甘草、當歸、遠志、生薑、大棗組成，重在補血，作用於心脾。對於腎陽虛所致的諸般症狀當然是無效的了。

那麼，右歸丸到底是由哪些藥物組成的？又具有什麼樣的功效呢？

右歸丸的補腎作用

右歸丸出自《景岳全書》，是由**熟地黃、山藥、山茱萸、枸杞子、菟絲子、鹿角膠、杜仲、肉桂、當歸、製附子十味藥**組成。方中附子、肉桂、鹿角膠培補腎中之元陽，溫裡祛寒，為君藥。熟地黃、山萸肉、枸杞子、山藥滋陰補腎，養肝補脾，填精補髓，取「陰中求陽」之義，為臣藥。佐以菟絲子、杜仲補肝腎，健腰膝；當歸養血和血與補腎之品相配合，以補養精血。諸藥合用，肝、脾、腎陰陽兼顧，仍以溫腎陽為主，**妙在陰中求陽，使陽得以歸原，故名「右歸丸」。**

本方具有溫補腎陽、填精益髓的功效，適用於腎陽不足、命門火衰，或先天稟賦不足，或年老久病、氣衰神疲、畏寒肢冷、腰膝痠軟、陽痿遺精、食少便溏、尿頻而清等症。現代多用於性功能減退、慢性腎炎等見有上述症狀者。

使用方法有竅門

右歸丸重在補陽，主要作用於腎，使用時最好先去諮詢醫生。服用的劑量，如果是**小蜜丸劑**，每次服 4.5 克，每日二～三次。

濟世有良方 —— 鼎鼎大名的補腎中成藥

居家使用注意事項

服用右歸丸期間應忌食生冷，避風寒。另外，腎虛有濕濁者不宜使用。

| 青娥丸 | 烏鬢髮、益顏色的補腎名藥

青娥丸為唐代創立的補腎強身良方，說到它的由來，與唐代相國鄭姻還頗有淵源。

據說鄭相國五十多歲的時候，被派往嶺南出任節度使。因為自身身體素質不佳加上天氣狀況不好，鄭相國上任沒幾天就病倒了。下人想辦法為其進補，但是收效不大。鄭相國的病被一個姓李的船主知道了，他獻上一方，並囑其服用。鄭姻開始並不相信，經李船主再三相勸，才試著服下。七八天後，鄭姻的病情開始好轉，於是他堅持服藥，最終痊癒。鄭姻覺得此藥療效神奇，於是將其給其他人用。人們在服用此藥的過程中發現，此藥有諸多的療效，諸如可以治療腰痛、下肢腫脹萎軟等症。此外，常服還能「壯筋骨、活血脈、烏鬢鬚、益顏色」，可延年益氣、悅心明目。後人有詩贊曰：「三年持節向南隅，人信方知藥力殊，奪得春光來在手，青娥休笑白髭鬚。」「青娥丸」之名大概就緣於此。**青娥者，古代指美貌少女，也指耳前鬢髮。這個藥方取名青娥，也表明該方確有「烏鬢髮、益顏色」之功效。**

青娥丸的補腎作用

青娥丸是以**溫腎助陽**為基本功能的補腎強腰名方，方劑用**杜仲、補骨脂、核桃仁**，再配以**大蒜**研磨混合而成。

方中胡桃仁味甘性溫，溫腎助陽，滋血潤燥，益肺定喘。《開寶本

草》稱：「食之令人肥健，潤肌，黑鬚髮。」《食療本草》說：「食之令人能食，通潤血脈，骨肉細膩。」近代名醫張錫純在《醫學衷中參西錄》中指出：「胡桃，為滋補肝腎，強健筋骨之要藥，故善治腰疼腿疼，一切筋骨疼痛。因其能補腎，故能固牙齒，烏鬚髮，治虛勞喘嗽、氣不歸元、下焦虛寒、小便頻數、女子崩帶諸症。其性又能消堅開淤，治心腹疼、砂淋、石淋阻塞作疼。」補骨脂溫腎助陽，有抗衰防老的作用。《方外奇方》云：「破故紙屬火，收斂神明，能使心包之火與命門之火相通，故元陽堅固，骨髓充實，澀以治脫也；胡桃屬木，潤燥養血，血屬陰，惡燥，故油以潤之，佐破故紙有木火相生之妙。」大蒜溫中行滯，解毒殺蟲，對延緩衰老是有一定作用的。杜仲功能溫補肝腎，強筋壯肌，方中用之以加強胡桃仁、補骨脂之功。由此可見，青娥丸的補腎功效是多麼強大。因此，它也常被醫家用於腎虛腰痛、起坐不利、膝軟乏力、陽痿遺精、少腹冷痛、小便頻數等症的治療。

使用方法有竅門

青娥丸**適宜於中老年人腎陽虛衰**，特別是伴有性功能減退、腰膝疼痛者服用，對青壯年陽虛腰痛及性功能減退者亦有治療作用。服用劑量，**水蜜丸**一次 6 ～ 9 克，**大蜜丸**一次一丸，一日二～三次。

居家使用注意事項

青娥丸為溫腎助陽之品，所以陰虛內熱或陽熱素盛者應忌服。

補腎陰的中成藥

| 六味地黃丸 | 滋陰補腎的明星級中成藥

六味地黃丸是由**熟地黃、山茱萸（製）、丹皮、山藥、茯苓、澤瀉這六味**中藥製成的藥丸。說到這個藥，就讓我想起了曾經看到過的一則與它有關的趣事。

相傳清道光年間，湖北有一個叫李士彬的人去給他的老師拜年。李士彬進屋的時候，老師看見他穿著藍色綢緞衣服，便想到了一個上聯：「三尺天藍緞。」老師說完上聯之後，讓他對下聯。李士彬想起從家裡出來時，路上有一家藥鋪的招牌上寫有幾種方藥正好用上，便隨口答道：「六味地黃丸。」「六味」對「三尺」、「地黃」對「天藍」、「緞」對「丸」，李士彬對得貼切工整，老師連連點頭稱讚。

這個故事固然說明李士彬和老師才思敏捷、出口成章，但也從另外一個側面說明了六味地黃丸在清朝應用之廣泛。故事真假不去管它，六味地黃丸在歷史上的知名度可見一斑。那麼，這一味藥為什麼就這麼受歡迎呢？這還得從它的補腎作用說起。

六味地黃丸的補腎作用

六味地黃丸源於**宋代醫學家錢乙**的《**小兒藥證直訣**》，它原是用來治療小兒發育不良的，表現為**立遲、行遲、髮遲、齒遲、語遲**的「**五遲**」

證。現在其適應範圍已不再侷限於小兒「五遲」，而可廣泛應用於各種病症。它因滋補強身方面的顯著療效而成為補腎陰的著名方劑。

中醫學認為腎藏先天之精，為臟腑陰陽之本，生命之源，故稱為「先天之本」。一身之本，是一身陰液的總源。陰液虧損會引發各種病症，如頭暈耳鳴、腰膝痠軟、骨蒸潮熱、盜汗遺精、消渴（糖尿病）等。六味地黃丸重用熟地黃為君藥，滋陰補腎，填精益髓；山茱萸補養肝腎，並能澀精，取肝腎同源之意，山藥補益脾陰，亦能固腎，共為臣藥。三藥配合，腎肝脾三陰並補，是為三補，但熟地黃用量是山茱萸和山藥之和，故仍以補腎為主。澤瀉利濕而洩腎濁，並能減熟地黃之滋膩，茯苓淡滲脾濕，並助山藥之健運，與澤瀉共洩腎濁，助真陰得復其位，丹皮清洩虛熱，並製山茱萸之溫澀。三藥稱為三瀉，均為佐藥。六味合用，三補三瀉，其中補藥用量重於瀉藥，是以補為主，**肝脾腎三陰並補**，以補腎陰為主，構成通補開合之劑，共奏滋腎益精之功。這味藥主要用於腎陰虛引起的腰膝痠軟、頭暈耳鳴、手腳心發熱、遺精盜汗等症狀，經過歷代醫家的驗證，臨床療效顯著，從而留傳至今，被譽為「**補陰方藥之祖**」。

使用方法有竅門

六味地黃丸主要用於治療那些腎陰虛而陽盛的人，陽亢乃至強陽不倒，堅持服用六味地黃丸則能收到理想效果。

現在許多人喜歡自行服用六味地黃丸補腎，特別是一些中老年男性，更是把它當作補腎的保健品長年服用。此外，有許多女性聽說六味地黃丸有美容保健的功效，也會經常服用以延緩衰老。六味地黃丸是味好藥，但也不是什麼人都能用的。例如明顯是陽虛（包括腎陽虛、

脾陽虛）的人就不宜服用，腎陽虛的典型症狀是腰膝痠軟、不耐疲勞、經常覺得乏力、四肢發涼、喜熱怕冷等。此外，老年人不能一感到腰酸背痛就吃六味地黃丸，因為腰疼不一定都是腎陰虛引起的，腎陽虛、淤血、濕熱等原因都可以引起腰痛。所以，老年人不要輕易自醫自治，服用之前最好經過醫生檢查，弄清楚疾病的性質，醫生將根據患者的年齡、體質和病情決定用藥。

居家使用注意事項

六味地黃丸是偏於補陰的藥，配方中陰柔的藥多一些，服用後會妨礙消化功能。因此脾胃功能弱、消化不良者要慎服。服用兩週後如果效果不明顯，可能是選藥不對症，可以找一位中醫大夫對身體的症狀進行診斷，對症選藥。服藥之前應該先去諮詢醫生：有沒有腎虛，是腎陰虛還是腎陽虛，該不該服用六味地黃丸，服多長時間。儘量避免由於盲目用藥而造成身體不適。

｜杞菊地黃丸｜ 滋陰養肝又明目

說到杞菊地黃丸，就讓我想起了二〇〇六年的世界盃。那一陣子，當世人期盼的世界盃熱火朝天地進行時，許多人也就開始了既興奮又疲勞的熬夜生活。他們白天上班，晚上經常通宵達旦地連續觀戰，眼睛長時間緊盯螢屏，很容易出現兩目乾澀、視物不清、頭暈目眩等症狀，繼而容易產生精神疲乏、心悸煩躁、失眠易怒等熬夜「後遺症」。

我有一朋友的兒子，是個體育愛好者，恨不得每場賽事都能到現場去觀看，這顯然是不可能的。所以，那段時間只要一有時間，他就呆在電視機前看，連續幾日下來眼睛感覺非常不舒服。於是打來電話問

我有沒有什麼好的辦法，我告訴他既然精彩賽事難以割捨，那就吃一些杞菊地黃丸來滋補身體，儘量把熬夜對視力和身體的損害降到最低。他按照我說的去做了後，說是效果還不錯。

杞菊地黃丸為什麼對保護眼睛有效果呢？這當然是與其滋補肝腎的功效分不開的。

杞菊地黃丸的補腎作用

中醫認為，肝開竅於目，肝血上注於目則能視，即眼睛的功能與肝密切相關；**在五行理論中，肝屬木，腎屬水，水能生木，腎與肝是一對母子關係**，即肝為腎之子，腎為肝之母，母臟病變會影響到子臟；又肝主藏血，腎主藏精，精、血互生，肝與腎密切相關。因此，治療眼部疾病，往往從肝腎入手。

《黃帝內經》中說「五藏六府之精氣，皆上注于目而為之精」，「腎者主水，受五藏六府之精而藏之」。雖然肝開竅於目，但是眼睛是受五臟六腑的精氣滋養的，而五臟六腑的精氣首先要藏於腎，由此可見，滋養眼睛的精氣是來源於腎的。

杞菊地黃丸是由**六味地黃丸加枸杞子、菊花而成**。枸杞子甘平質潤，入肺、肝、腎經，補腎益精，養肝明目；菊花味辛、苦、甘，性微寒，善清利頭目，宣散肝經之熱，平肝明目。八種藥配伍組合共同發揮滋陰、養肝、明目的作用，對肝腎陰虛同時伴有明顯的頭暈、視物昏花等頭、眼部疾患，尤為有效。臨床上對於因肝腎陰虛引起的視神經炎、球後視神經炎、視神經萎縮、中心視網膜炎、乾眼症、慢性青光眼、老年性白內障、早期老年性黃斑變性等眼部疾患均有明顯的治療和改善症狀作用。

使用方法有竅門

杞菊地黃丸是滋陰明目的中藥，屬於進補類的。中醫要求滋補類的藥在飯前服用，即空腹服用，這樣可以最大限度地保證藥效的吸收。杞菊地黃丸的服用劑量，如果是**大蜜丸**則一次一丸，如果是**水蜜丸**則一次 6 克，一日二次。

居家使用注意事項

杞菊地黃丸具有養肝益腎、滋陰明目的作用，是**熬夜一族必備**的緩解視疲勞的經典藥品。但是杞菊地黃丸只適合於一般人群，如果因過度熬夜出現感冒、明顯的頭疼欲裂、喉嚨劇痛、胃炎、牙疼、便秘等實火症狀，則應停止服用該藥，迅速到醫院就診。

｜知柏地黃丸｜ 滋陰清熱效果好

知柏地黃丸源於**張景岳**的《**景岳全書**》，是由治療腎陰虛的經典名方**六味地黃丸加知母、黃柏而成**。本藥相對於六味地黃味丸來說，加強了滋腎陰清相火的作用。傳統應用於陰虛火旺、潮熱盜汗、口乾咽痛、耳鳴遺精、小便短赤等症。

知柏地黃丸的補腎作用

知柏地黃丸是由熟地黃、山茱萸（製）、山藥、丹皮、茯苓、澤瀉、知母、黃柏等所組成的，也就是在六味地黃丸的基礎上，加了知母和黃柏，知母善於清肺熱降胃火，同時也有滋腎陰的作用，黃柏為清利下焦濕熱的良藥。知柏地黃丸在滋補腎陰的同時，兼有清瀉虛火和清

利濕熱的功效，主治陰虛兼有火旺或兼有濕熱所致的潮熱盜汗、耳鳴遺精、小便短少、口乾咽燥等症。此外，對於腎陰虛損、陰虛火旺引起的神經衰弱、甲狀腺功能亢進、糖尿病、眩暈、高血壓、男性不育、不射精、反覆發作性血精、腎病綜合徵、尿路感染、前列腺炎、更年期症候群、氨基糖苷類藥物引起的耳毒性症狀、頑固性盜汗等病症，均有明顯的治療和改善作用。

使用方法有竅門

陰虛則火旺，因為陰虛是本，火旺是標，所以使用知柏地黃丸降火也只能暫用，等到虛熱證消失後還是應改用六味地黃丸。服用知柏地黃丸宜空腹或飯前服用，溫開水或淡鹽水送服，服用的劑量是**水蜜丸**一次 6 克，**小蜜丸**一次 9 克，**大蜜丸**一次一丸；一日二次。

居家使用注意事項

知柏地黃丸是治腎陰虛的藥，怕冷、手足涼、喜熱飲的虛寒性病症患者是不適用的；還有就是不宜和感冒類藥同時服用；如果正在服用其他藥品，使用本品前應諮詢醫師或藥師。另外，脾虛便溏、消化不良者不宜服用。

┃麥味地黃丸┃滋腎養肺很拿手

麥味地黃丸又叫**八仙長壽丸**，首見於**明代醫家龔廷賢**所撰《**壽世保元**》。《丹溪心法》一書中也載有「八仙長壽丸」方，藥物及炮製方法與此方完全相同，僅山藥劑量及加減方法略有出入。不論是《丹溪心法》方或《壽世保元》方，都是由錢乙的六味地黃丸演化而來的，

因此，麥味地黃丸和六味地黃丸一樣，同屬滋補腎陰類方藥。不過，兩味方藥因其組方稍有不同，在治療功效方面也稍有差異。那麼，麥味地黃丸到底都有哪些功效呢？

麥味地黃丸的補腎作用

古人根據《皇帝內經》中「陰精所奉其人壽、陽精所降其人夭」、「年四十，而陰氣自半也，起居衰矣」的論述，認為「垂暮之年，陰易虧而陽易強」。故欲延緩衰老，就應當首先從滋精養陰著手，麥味地黃丸就是在這種指導思想下擬定的。

麥味地黃丸由麥冬、五味子、熟地黃、山茱萸、丹皮、山藥、茯苓、澤瀉八味中藥組成，方中用熟地黃、山茱萸滋精養血，以壯水之主，為方中之主藥；山藥補脾益肺，固腎澀精；五味子斂肺固腎，益智安神；麥冬養心潤肺，益胃生津，以兼顧心、肺、脾、胃，而為方中之輔藥；茯苓養心安神，健脾利濕；丹皮清熱涼血，和血消淤，祛邪以扶正；澤瀉利水通淋。八種藥物配伍組合，共湊滋腎養肺之功，主要用於治療肺腎陰虛所致的潮熱盜汗、咽乾咯血、眩暈耳鳴等症，對於因咳久傷陰，或消耗性疾病（如肺結核）所致的咽乾、口渴、咳喘、痰中帶血等病症療效更佳。

使用方法有竅門

麥味地黃丸是滋腎養肺的著名方藥，對於肺腎陰虧、潮熱盜汗、咽乾咯血、眩暈耳鳴、腰膝痠軟、消渴等症效果明顯。服用時**水蜜丸**一次 6 克，**小蜜丸**一次 9 克，**大蜜丸**一次一丸，一日二次。

居家使用注意事項

服用麥味地黃丸期間應注意忌食不易消化的食物，服藥四週症狀仍無緩解，應去醫院就診。本品為滋補腎陰類藥，所以陽虛內寒、痰濕內阻、脾胃虛弱者忌服。

┃**左歸丸**┃ 純補無瀉，陽中求陰

熟悉中醫的人都知道，**中醫講究陰陽相對、上下相對、左右相對。**前面講了個**右歸丸是補腎陽**的，這裡要講的這個**左歸丸自然是補腎陰**的。在講這個藥之前，我先給大家講一個趣事。

古時候有個飯館的老闆，為了吸引顧客，便在門上掛了塊牌子。上面寫道：「明天的酒飯不要錢！」牌子掛出後，第二天來了一位客人，他酒足飯飽後剛想離開，卻被老闆攔住說：「你等等，我牌子上明明白白寫著明天的酒飯不要錢，今天還得照付啊！」然而，這位客人身無分文。老闆想了想說：「這樣吧，我出十一字『上、下、左、右、前、後、天、地、三、五、心』，你能用它連成句，就可以走了。」這位客人是位郎中，於是他詞不離本行出口便道：「上有天王補心丹，下有六味地黃丸，左歸丸、右歸丸，可治掌櫃你的前羅鍋、後彎背，三片鮮薑、五個紅棗、空心服。」老闆聽後覺得沒錯，只得無奈地放走了郎中。

趣事中郎中說，左歸丸、右歸丸可治前羅鍋、後彎背，當然不是事實，只是為了對仗的工整。但由此出可看出，左歸丸這味藥可是由來已久了。這味藥到底都有些什麼功效呢？

左歸丸的補腎作用

左歸丸是張景岳由六味地黃丸化裁而成。他認為「補陰不利水，利水不補陰，而補陰之法不宜滲」，**故去「三瀉」（澤瀉、茯苓、丹皮）**，加入枸杞子、龜甲膠、川牛膝加強滋補腎陰之力；又加入鹿角膠、菟絲子溫潤之品補陽益陰，陽中求陰，即張景岳所謂「善補陰者，必於陽中求陰，則陰得陽升而泉源不竭」之義。本方純補無瀉、陽中求陰是其配伍特點。

中醫認為，腎藏精，主骨生髓，腎陰虧損，精髓不充，封藏失職，人就會出現頭暈目眩、腰酸腿軟、遺精滑洩；陰虛則陽亢，迫津外洩，故自汗盜汗；陰虛則津不上承，故口燥舌乾、舌紅少苔；脈細為真陰不足之象。治療宜壯水之主，培補真陰。左歸丸這個方子重用熟地黃滋腎填精，大補真陰，為君藥。山茱萸養肝滋腎，澀精斂汗；山藥補脾益陰，滋腎固精；枸杞子補腎益精，養肝明目；龜、鹿二膠，為血肉有情之品，峻補精髓，龜甲膠偏於補陰，鹿角膠偏於補陽，在補陰之中配伍補陽藥，取「陽中求陰」之義，均為臣藥。菟絲子、川牛膝益肝腎，強腰膝，健筋骨，俱為佐藥。諸藥合用，共奏滋陰補腎，填精益髓之效。適用於頭暈目眩、腰酸腿軟、遺精盜汗、口燥舌乾、骨蒸潮熱、神疲失眠等屬於精髓內虧、津液枯涸的病症。

使用方法有竅門

還是那句話，補腎要先分清是腎陰虛還是腎陽虛，左歸丸是用來補腎陰的藥，且補而無瀉，補力較峻，適用於真陰不足，精髓虧損之證。服用前一定要先辨陰陽。服用的劑量，**小蜜丸**，一次 9 克，一日二～三次，飯前用溫開水送服。

居家使用注意事項

左歸丸的組成藥物以**陰柔滋潤**為主，如果久服常服的話就易滯脾礙胃，所以脾虛洩瀉者應慎用。

| 大補陰丸 | 滋陰降火的常用名藥

大補陰丸出自**朱丹溪**的《丹溪心法》，這個藥方是將**黃柏、知母、熟地黃、炙龜甲四味**中藥，研末，用豬脊髓蒸熟，煉蜜為丸而成。關於這個藥方的組成和功效，還有這麼一首歌訣：「大補陰丸知柏黃，龜板脊髓蜜成方，咳嗽咯血骨蒸熱，陰虛火旺制亢陽。」從歌訣及這個藥方的名字就可得知它是補腎陰的良藥。

有人也許要問，補腎陰的藥前面介紹了很多種，為什麼還要弄出這麼一個方劑來呢？細心的朋友也許能看出，前面介紹的幾味方藥在大方向上雖然都是補腎陰的，但各方的側重點還是有所不同的。下面我要給大家介紹的這味大補陰丸也是一樣。

大補陰丸的補腎作用

朱丹溪說：「陰常不足，陽常有餘，善衛生者，宜常養其陰，俾陰與陽齊，則水能制火，體強無病。今人縱慾者多，精血既虧，相火必旺，真陰愈竭，孤陽妄行。而勞瘵潮熱，盜汗骨蒸，咳嗽咯血、吐血等證易作。所以世人火旺致此病者，十居八久；火衰成此疾者，百無二三。是方能驟補真陰，承製相火，較之六味，功傚尤捷。」**本品為大補腎陰良方，故稱「大補陰丸」。**

大補陰丸這個藥方中的黃柏、知母、熟地黃、炙龜甲四味都是滋陰補腎之藥，補水降火，用滋陰壯水之法，抑制亢陽火盛。加入豬脊髓，

取其通腎命，以骨入骨，以髓補髓之效。本方有滋陰降火之功，常用於陰虛火旺引起的骨蒸潮熱、遺精、盜汗、嘔血、咯血、頭暈、耳鳴耳聾、五心煩熱、失眠多夢、口乾咽燥、腰膝痠軟等症。現代多用於神經衰弱、肺結核、甲狀腺功能亢進、糖尿病等屬陰虛火旺者。

使用方法有竅門

中成藥大多沒有什麼特別的使用竅門，大補陰丸也不例外，服用時只需按劑量用淡鹽湯或溫開水送服即可。服用劑量為一次 6 克，一日二～三次。

居家使用注意事項

大補陰丸為滋陰降火的常用方，脾胃虛弱、食少便溏，以及火熱屬於實證者不宜使用。

金鎖固精丸 收斂固精之妙品

金鎖固精丸是有名的收澀之劑，該藥名是根據其功效來命名的。「金鎖」，是形容其堅固如金製之鎖；「固精」，是指其有固斂腎氣，秘澀陰精之效。本品能像金鎖一樣把守住精關，使腎氣秘固，遺精滑洩自止。那麼，金鎖固精丸是否真具有如其名字所說的那樣好的功效呢？這個藥方又是由哪些藥材組成的呢？

金鎖固精丸的補腎作用

中醫認為，腎是主藏精的，人之精藏於腎，腎氣固則精自斂藏，腎氣虛則精關不固而遺洩。金鎖固精丸由**龍骨、牡蠣、芡實、沙苑子、蓮鬚、蓮子這六味**藥組成，方中沙苑子甘溫，補腎固精，《本草綱目》謂其「補腎，治腰痛洩精，虛損勞氣」，《本經逢原》謂其「為洩精虛勞要藥，最能固精」，故為君藥。芡實、蓮子甘澀而平，俱能益腎固精，且補脾氣，蓮子還能交通心腎，共為臣藥。佐以龍骨甘澀平，牡蠣鹹平微寒，俱能固澀止遺，蓮鬚甘平，尤為收斂固精之妙品。諸藥合用，既能補腎，又能固精，實為標本兼顧，以治標為主的良方。

本方專為治療腎虛滑精之症而設，常用於腎虛精關不固之遺精滑洩、腰酸耳鳴、神疲乏力等症。

使用方法有竅門

金鎖固精丸既可澀精液之外洩，又能補腎精之不足。但本方終究是以固澀為主的藥方，所以若遺精滑洩已經止住，就應改用補腎之品，補虛固腎以治本。服用本品時可用淡鹽水送服，服用劑量為一次9克，一日二次。

居家使用注意事項

服用金鎖固精丸期間應忌燒酒、蘿蔔，並節制房室勞役等事。另外，金鎖固精丸中的組方多為收斂之品，偏於固澀。如屬心肝火旺或下焦濕熱所擾以致遺精者，則禁用本方。

| 水陸二仙丹 | 補腎澀精有奇效

說到水陸二仙丹，許多人就有所疑惑：這到底是味什麼藥？有何功效？竟然能被稱作「仙丹」？我要給大家介紹的「水陸二仙丹」當然不是神話傳說中能包治百病、具有起死回生功效的仙丹。這個藥方借用了一個「仙」字，只是因其功效較為神奇。那麼，這個藥方到底有何妙用呢？

水陸二仙丹的補腎作用

水陸二仙丹是一個非常簡單的藥方，它僅**由芡實和金櫻子這兩味藥**組成。之所以命名水陸，是針對這兩味藥的生長環境而言的，**芡實生長在水中，而金櫻子則長於山上，一在水而一在陸**。方中芡實甘澀，能固腎澀精；金櫻子酸澀，能固精縮尿。兩藥配伍，能使腎氣得補，

精關自固，從而遺精、遺尿、帶下皆除。雖然本方藥僅二味，但配伍合法有制，用之於臨床，其療效一如仙方，故得「水陸二仙丹」之美名。

本品的功效就是補腎澀精，適用於男子遺精白濁，女子白帶過多，以及小便頻數清長、小兒遺尿等屬腎氣虛衰不攝者。

使用方法有竅門

水陸二仙丹有益腎滋陰、收斂固攝之功，所以適合腎氣不固者服用。宜空腹以淡鹽水送服。服用劑量為一次 9 克，一日三次。

居家使用注意事項

如果在藥店買不到水陸二仙丹的中成藥，也可以自己製作，因為這個藥的配伍很簡單：取芡實和金櫻子等量，把芡實磨粉，加少量水蒸熟，金櫻子熬湯，儘量濃一點，將金櫻子湯澆在芡實膏上，和勻，做成丸就可以了。

| 縮泉丸 | 溫腎縮尿顯奇功

縮泉丸是溫腎縮尿之劑。「縮」，有減縮收斂之意；「泉」，原指水泉，這裡形容功用如同水泉的膀胱。服用本方，能使腎虛得補，精氣益固，寒氣溫散，遺尿自止，好像泉水縮斂一般，故命名「縮泉丸」。那麼，縮泉丸是由哪些藥材配伍，使之發揮其「縮泉」的功效的呢？

縮泉丸的補腎作用

縮泉丸的組方也不複雜，僅由**烏藥、山藥、益智仁**這三味中藥組成。方中烏藥溫腎散寒，可除膀胱冷氣，增強固攝約束之力；益智仁溫補

腎陽，能夠固暖下元，故有收斂精氣作用；用山藥糊丸以補腎固精。共奏溫腎縮尿之功。適用於下元虛冷之小便頻數及小兒遺尿等症。

使用方法有竅門

縮泉丸主治膀胱虛寒，神經性尿頻、遺尿、尿崩症等屬膀胱虛寒者，都可以用本方治療。服用本方宜於飯前用淡鹽湯或溫開水送服。服用劑量為一次 6 ～ 9 克，一日二次。

居家使用注意事項

服用縮泉丸期間應忌辛辣、生冷、油膩性食物；兒童必須在成人監護下使用；另外，如果服藥二週後症狀仍無緩解，則應停止用藥去醫院就診。

| 鎖陽固精丸 | 溫腎固陽效果好

鎖陽固精丸與金鎖固精丸雖然在方名上只有一字之差，在功效上也大致相同，但是其組方卻截然不同。在前面我曾經講過，鎖陽是以其「鎖住陽氣，長盛不衰」的藥用功效而得名的。鎖陽固精丸是以鎖陽和熟地黃為主要成分製成的方劑，其溫腎固精的作用就可想而知了。

鎖陽固精丸的補腎作用

中醫認為，腎主藏精，腎好則精固；心主神明，心安則神定。勞神太過，心陰暗耗，心陽獨亢，心火不能下交於腎，腎水不能上濟於心，心腎不交，水虧火旺，擾動精室就會導致早洩。鎖陽固精丸是由**鎖陽、肉蓯蓉、巴戟天、補骨脂、菟絲子、杜仲、八角茴香、韭菜子、芡實、**

蓮子、蓮鬚、牡蠣、龍骨、鹿角霜、熟地黃、山茱萸、丹皮、山藥、茯苓、澤瀉、知母、黃柏、牛膝、大青鹽共二十四味中藥製成的丸劑。方中鎖陽補腎壯陽；熟地黃養血滋陰，補精益髓，兩藥陰陽並補，共為君藥。巴戟天、肉蓯蓉、補骨脂、菟絲子、韭菜子、杜仲、鹿角霜、八角茴香助鎖陽補腎助陽，固精止遺；山茱萸、牛膝助熟地黃養血滋腎；芡實、蓮子、蓮鬚、龍骨、牡蠣功專斂澀，益腎固精，共為臣藥。山藥、茯苓、澤瀉健脾益氣，利水滲濕；丹皮、知母、黃柏、大青鹽滋陰清退虛熱，共為佐藥。諸藥合用，以收溫腎壯陽、滋陰填精、澀精止遺之效。

鎖陽固精丸正是通過交通心腎、引火歸原，達到調節心腎的目的。常用於腎虛精滑、腰膝痠軟、眩暈耳鳴、四肢無力等症。

使用方法有竅門

腎有固攝納藏各種生命物質的作用。這一功能低下，即稱腎氣虛，表現為對下部的固攝作用減退，從而出現小便次數增多、精液易外洩的情況。鎖陽固精丸可以補足腎氣，改善上述症狀。服用劑量為：**水蜜丸**一次 6 克，**大蜜丸**一次一丸，一日二次。

居家使用注意事項

服用鎖陽固精丸期間，最應注意的就是節制房事；其次是要忌食不易消化的食物。如果服藥四週後症狀仍無緩解，就應去醫院就診。另外，如正在使用其他藥品，使用本品前應諮詢醫生。

| 五子衍宗丸 | 「古今種子第一方」

五子衍宗丸起源於唐代著名的補益中藥方劑，**因其配料中的五種中**

藥材的名字均有一個「子」字，故名五子，「衍宗」即是繁衍宗嗣的意思。五子衍宗丸主要用於補腎陽，改善精液質量，治療不育症，因此又被譽為「**古今種子第一方**」。

五子衍宗丸的補腎作用

五子衍宗丸由**菟絲子、五味子、枸杞子、覆盆、車前子**諸藥組成。方中「五子」皆為植物種仁，味厚質潤，既能滋補陰血，又蘊含生生之氣，性平偏溫，善於益氣溫陽。方中菟絲子溫腎壯陽力強；枸杞子填精補血見長；五味子五味皆備，而酸味最濃，補中寓澀，斂肺補腎；覆盆子甘酸微溫，固精益腎；妙在車前子一味，洩而通之，洩有形之邪濁，澀中兼通，補而不滯。諸藥合用，具有補腎益精、助陽止遺之效，常用於因先天不足，或久病傷身，房勞過度，腎氣受損而致的腎虛腰痛、遺精早洩、陽痿不育等症。現代多用於性神經衰弱、慢性前列腺炎、精子缺少症等屬腎虛者。

使用方法有竅門

五子衍宗丸有添精補腎、助於繁衍宗嗣的作用。本品宜在飯前或進食時用溫開水或淡鹽湯送服，如果是冬月也可用溫酒送下。服用劑量為：**水蜜丸**一次 6 克，**小蜜丸**一次 9 克，**大蜜丸**一次一丸，一日二次。

居家使用注意事項

五子衍宗丸主要是用於補腎益精的，因此孕婦慎服。適宜人群應按照用法用量服用，小兒及年老者應在醫師指導下服用。服用期間應忌食辛辣食物。如果服藥兩週後症狀仍未改善，則應去醫院就診。

填腎精的中成藥

| 河車補丸 | 滋腎陰，補元氣

一提到河車補丸這個方名，相信很多人就能猜到這個方劑的主要成分了。沒錯，方中最主要的一味藥就是紫河車。紫河車是補腎益精的要藥，其功效我在前面中的章節已做了具體的介紹，故在此不再贅述。當然，河車補丸也不僅僅是依此一味藥而發揮功效的，它還要與其他多種藥物相配伍，才能發揮其「補」的功效。那麼，這種藥到底具有怎樣的功效，又配伍了哪些藥材呢？

河車補丸的補腎作用

河車補丸由**紫河車、熟地黃、生牡蠣、懷牛膝、天冬、麥冬、續斷、黃柏、五味子、人參、陳皮、乾薑諸藥**組成，具有滋腎陰、補元氣的功效。用於腎陰不足、元氣虧損引起的身體消瘦，精神倦怠，腰膝痠軟，四肢無力，潮熱骨蒸、自汗盜汗，遺精早洩，甚至陽痿等症。

使用方法有竅門

河車補丸為補益方劑，宜在飯前空腹用溫開水送服，服用劑量為**蜜丸劑**，一丸 9 克，一次一丸，一日三次。

居家使用注意事項

服用河車補丸期間要注意禁酒、節制性慾,服藥二週症狀無明顯改善,或服藥期間症狀加重者,應立即停藥並去醫院就診。另外,凡脾胃虛弱、嘔吐洩瀉、腹脹便溏、咳嗽痰多者慎用。服用本品期間不宜同時服用藜蘆、五靈脂、皂莢或其製劑;不宜喝茶和吃蘿蔔,以免影響藥效。同時還應禁食辛辣溫燥食物,飲食以清淡為宜。

七寶美髯丹 | 補肝腎,美鬚髮

七寶美髯丹是一劑陰陽雙補的方藥,本方相傳為**唐代李翱**的方子,此方的盛傳與明朝的嘉靖皇帝還有一段淵源。

嘉靖皇帝繼承皇位之後,一直悶悶不樂。不過這和他政務繁忙一點關係都沒有,而是因為他不能生育。如果生不出皇子,那麼皇位該由何人去繼承?這可是關係到江山社稷的大事。於是嘉靖皇帝頒下聖旨,重金尋求得子良方。有一個道士聽說了這件事情後,就將自己保存的秘方「七寶美髯丹」方獻給了嘉靖皇帝。雖然嘉靖皇帝也不知道此藥方有沒有效果,但還是抱著試試看的想法服用了。沒想到,服用之後效果顯著。不但治癒了不育症,連生皇子,解除了無後之憂,而且治癒了未老先衰症。嘉靖皇帝龍顏大悅,讓御醫院將此方收藏。

七寶美髯丹的補腎作用

中醫學認為,腎藏有先天之精,為臟腑陰陽之本,生命之源,故為「先天之本」。而肝腎之間關係極為密切,肝藏血,腎藏精,精能生血,血能化精,精血同源,故有「**肝腎同源**」之說。在病理上,肝腎兩臟也相互影響,腎精虧損,可導致肝血不足;反之肝血不足,也可引起

腎精虧損。腎藏精，其華在髮；肝藏血，髮為血之餘。頭髮的生長與脫落，潤澤和枯槁與肝腎功能關係甚密，若肝腎不足，則未老先衰，鬚髮早白，齒牙動搖，夢遺滑精，腰膝痠軟。

七寶美髯丹由**何首烏、白茯苓、懷牛膝、當歸、枸杞子、菟絲子、補骨脂七味**藥組成，何首烏補肝益腎、澀精固氣；枸杞子、菟絲子均入肝腎，填精補腎，固精止遺；當歸補血養肝；懷牛膝強健筋骨。以上諸藥補腎精、益肝血，藥性較平。補骨脂可溫補腎陽，依「陰中求陽」之義，可使陰平陽秘，白茯苓淡滲以洩濁，乃「補中有瀉」。諸藥配伍，共奏補肝益腎、澀精固本之功，故可廣泛應用於抗衰老、美容美髮，以及治療男性不育等屬「肝腎不足」的疾患。

使用方法有竅門

七寶美髯丹有滋補肝腎、填精養血之功。肝腎虧虛者服用不僅能補肝益腎、澀精固本，還可起到美髮抗衰老的作用。本品宜在飯前用溫開水或鹽湯送服，服用的劑量為一次 9 克，一日二次。

居家使用注意事項

七寶美髯丹雖不寒不燥，一般人多可服用，但屬脾腎陽虛者則應當慎用。服食期間還要忌食蘿蔔、藕、醋。

｜參茸丸｜氣血雙補美名揚

參茸丸屬於經典的傳統古方，從雍正元年開始，它就是御藥房的滋補上品。眾所周知，在過去但凡被皇家獨佔享用的一般都極其珍貴，並具有很好補益作用的精品。那麼，這個參茸丸到底都具有哪些補益

功效，以致於被皇家如此看重呢？

參茸丸的補腎作用

說到參茸丸，顧名思義，它是少不了**人參和鹿茸這兩味補益之品**的。除此之外，還有**熟地黃、巴戟天、陳皮、菟絲子、白朮、山藥、黃芪、茯苓、牛膝、肉蓯蓉、肉桂、當歸、枸杞子、小茴香、白芍、甘草相配伍**。方中人參大補元氣，鹿茸補血補陽，熟地黃滋陰補腎，為方中主藥；巴戟天、肉蓯蓉、牛膝補腎；枸杞子滋補肝腎，小茴香溫腎助陽。另外，方中含有十全大補丸的方子，去掉一味香燥而行血、不利於補血的川芎，是治療氣血俱虛而偏寒的良方。還有陳皮理氣健脾，山藥補脾陰，是通過促進脾胃的吸收、脾的運化，來加強造血的力量。總之，參茸丸為氣血雙補的方劑，用於腎虛腎寒，腰腿痠痛，形體瘦弱，氣血兩虧等病症。

使用方法有竅門

參茸丸為補氣養血，壯陽填精的大補方劑，不可過量服用，一般一次服用 1～3 克，一日二次，於飯前用溫開水送服。服用期間應忌食蘿蔔以及辛辣、生冷、油膩食物。

居家使用注意事項

參茸丸大補，陽事易舉及火盛者忌服，兒童、孕婦禁用；糖尿病患者、外感發熱者禁服；高血壓、心臟病、肝病、腎病等慢性病患者應在醫師指導下服用。如果服藥二週症狀仍無緩解，應去醫院就診。

生活中的
養腎細節

小方法，大健康

「功法能否起到保健養生的作用，
關鍵在能否持之以恆。」

運動一下

| 踢毽子 | 兒時的遊戲幫我們回歸健康

提到兒時的遊戲，我們或許能一口氣說出很多，比如丟沙包、跳繩、躲貓貓……在這些遊戲當中，有一種男孩子和女孩子都比較喜歡的遊戲，就是從古流傳至今的踢毽子。

踢毽子是一項簡便易行的健身活動，起源於漢代，盛行於唐宋，至今已有兩千多年的歷史了。據《事物紀原》記載：「今時小兒以鉛錫為錢，裝以雞羽，呼為毽子，三五成群走踢，有裡外廉、拖槍、聳膝、突肚、佛頂珠、剪刀、拐子各色……」

從中我們可以看出，踢毽子不僅受到人們的歡迎，而且踢法也比較多。踢毽子不僅能愉悅人們的生活，還能起到強身健體的功效。這是因為踢毽子能**促進血液循環和新陳代謝，達到充盈腎氣、改善腎臟功能的作用**。踢毽子除了能提升腎臟功能外，還有助**改善靜脈曲張、血栓形成、靜脈炎、脈管閉塞、痔瘡等症**。

有一位老人就是用踢毽子的方法治好了關節炎和骨質增生。在沒有參加踢毽子運動之前，老人走路時間長了都會痛得直冒汗，雖然藥物服用了不少，可是效果卻不怎麼明顯。後來聽從兒女的建議，和其他老人一起到公園去踢毽子。剛開始踢一兩個，後來逐漸加大了運動量。隨著運動量逐漸增加，關節炎和骨質增生也得到了明顯的改善。現在不要說走路了，就是爬山對老人來說也不是什麼困難的事情了。

現在的上班族，經常是一坐一天，經常坐著的話，腿部、腰部及上身的血液就會循環不順暢，導致腰痛、靜脈曲張、血栓、靜脈炎、痔瘡、頸椎病、後背疼痛等症的發生。踢毽子能有效改善上述症狀。

此外，踢毽子對青少年、老年人也有很大的好處。青少年經常踢毽子，可增強體質，預防疾病，達到強身健體的目的。老年人適當踢踢毽子，對預防心腦血管病和糖尿病有一定的作用。

踢毽子要注意一些事項，以防出現心慌氣短的現象。那麼踢毽子要注意哪些問題呢？飯後或飯前不宜踢毽子，這樣容易造成胃腸不良反應。最好找一個陰涼的地方，場地不宜過硬也不宜過軟，時間不宜超過十五分鐘，感覺冒汗了就可以停止。

開始時動作幅度應由小到大，速度由慢到快，這樣肌肉才會柔而不軟、韌而不僵，不至於拉傷腿或腰部肌肉。尤其是老年人在踢毽子時，一定要快慢適度，否則會崴傷腳，扭傷腰。踢毽子過程中還要注意考慮到自身的能力，不要做力所不及的高難度動作，避免動作幅度過大，超過自身的極限會對身體關節和肌肉造成傷害。踢毽子運動量也不要過大，運動量過大會造成過度疲勞，人在疲勞的狀態下會發生動作變形，最易受到運動損傷。

| 慢跑 | 提高性生活質量有奇功

在北京，有一項運動非常受歡迎，即慢跑。如果天氣條件適宜，人們就會自發聚集在一起，開始慢跑。慢跑的參加者有年輕人，也有老年人。長長的慢跑隊伍給這個城市增添了很多魅力。

為什麼那麼多人對慢跑情有獨鍾呢？這是因為慢跑**有助於減肥，增強心肺功能，鍛鍊腿部肌肉，最重要的是慢跑還能使性激素分泌增加、**

增強性慾，起到補腎生陽的作用。

腎陽是我們身體當中的太陽，若是腎陽虛衰，性生活會受到影響，患者因此會患上陽痿、早洩、神疲乏力等症。不僅如此，腎陽虛還會影響到我們的身體健康。腎臟中的陽氣不足，正氣不能抵抗邪氣，感冒發燒，甚至癌症等就會找上門來。補足腎陽對我們的健康有著重要的意義。

不管是出於提高性生活質量的需求，還是出於增強身體抵抗力的目的，都非常有必要參加一下慢跑運動。在慢跑之前，首先應該做好準備活動。可在跑步前用兩三分鐘時間活動一下肢體和踝、膝關節，使全身肌肉放鬆，使心跳和呼吸適應一下室外環境和運動需要，然後再起跑。慢跑時，動作要自然放鬆，呼吸應深長而有節奏，不要憋氣。跑的速度應適中，不要快跑或衝刺。還應注意，跑步的時候不要說話，這樣容易疲勞不說，也不利於心肺的健康。

跑步的時候還應學會放鬆自己，進行全方位的放鬆，從身體到心靈都要徹底放鬆，有助於減緩疲勞，減輕壓力。現在都市中的人們，每天都處於壓力之中，工作上的壓力，生活中的煩惱，使得人們身心都已經很疲憊。人們都渴望找到一種放鬆的方式，但是卻很難找到真正適合自己的減壓辦法。如果你此刻正處於壓力之中想發洩的話，如果你此刻身心都已經疲憊的話，那麼請你慢跑吧，相信此項運動會讓你發現生活中的另一種美麗。

慢跑之前還應注意一些事項：慢跑時，應選擇平坦的路面，不要穿皮鞋或塑料底鞋，如果在柏油或水泥路面上，最好穿厚底膠鞋。跑步之後可多吃些蔬菜、水果及豬骨湯、動物肝臟、豬血、海帶、木耳等食物以補充維生素和礦物質的消耗。

| 走貓步 | 男走增強性功能女走縮陰

時裝模特在舞台上走秀，「貓步」是最常用的一種的步法。不過現在可不是只有模特兒才走貓步，一些關注健康的人們也可開始對這種步法情有獨鍾。現在越來越多的男男女女開始走貓步，以達到強腎健身的目的。

貓步怎麼走？貓步無疑就是貓的走路方式，特點是雙腳腳掌呈「1」字形走在一條線上。先邁左腳，腳尖先著地之後腳跟隨之輕輕落下，左腳落定之後，將身體重心前移，換右腳做相同的動作。走貓步可以間接對**會陰穴**起到按摩的作用。

會陰穴是人體任脈上的要穴，它位於人體肛門和生殖器中間的凹陷處，是陰經的交匯處。人身上的經脈縱橫交錯，主要的經脈有十二條，十二條經脈中有三條陰經，即**足太陰脾經、足少陰腎經、足厥陰肝經**。

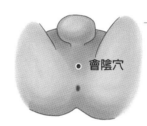

● 會陰穴

若是腎虛了，對會陰穴進行刺激，能補充腎經中經氣的不足，有助於打通腎經，維護腎臟健康。

足少陰腎經直接關係到腎臟的健康狀況，若是腎經虛衰，或者是腎經不通的話，就會出現一系列腎虛的症狀，如腰膝痠軟、陽痿、早洩、夜尿頻繁等。足太陰脾經和足厥陰肝經也對腎的健康也有重要意義。脾胃是化生氣血的，而肝臟又是藏血的，血又可以化生腎精，腎精又儲藏到腎臟之中保腎臟安康。

這三條經脈中的脈氣在會陰穴交匯，所以會陰穴中的經脈之氣比較強。若是腎虛了，對這個穴位進行刺激，能補充腎經中經氣的不足，有助於打通腎經，維護腎臟健康。腎臟的功能增強，腎精充足，腎虛引發的諸如早洩、遺尿、性功能障礙等症就能一一得到解決。男子經

常走走貓步，強壯了自己的腎，有助於生殖系統的健康，增強性功能，使夫妻之間的性生活和諧。女子走貓步則有助於縮陰。女子生完孩子之後，陰道就會變得鬆弛。若是身體恢復正常之後堅持走一下貓步的話，陰道鬆弛就會得到改善。

| 踮腳 | 趕走腳跟疼痛不走尋常路

　　有的人腳後跟經常疼痛，這是腎經的病。對於此種疾病，最方便的解決之道就是踮腳。**八段錦裡有「每日七踮百病消」的說法**，經常踮腳有利於通暢足少陰腎經，起到保腎精、益腎氣、固腎中陰陽的功效。經常踮踮腳，腎經通暢，氣血流動順暢，腳後跟得到滋養，疼痛也就隨之消失了。其實多踮踮腳不僅可以治療腎經不通導致的腳後跟疼痛，還有助於益腎壯陽，進而改善性功能。如果在小便的時候採用此種方法的話，還能起到利尿的功效，對於慢性前列腺炎及前列腺增生有較好的輔助治療功效。

　　踮腳的方法很簡單，下面簡要給大家介紹一下。自然站立，雙腳分開，兩腳跟相距約一拳，兩腳尖相距約兩拳，全身放鬆，兩腳跟慢慢抬起，抬腳跟的同時慢慢深呼吸。腳跟抬到一定的高度之後，繃緊雙腿，保持姿勢不變，堅持一會兒後吐氣隨之將腳跟落下。剛開始做這個動作的時候腳跟在落下的過程中，動作可以慢一點，動作熟練之後則應將腳跟猛然落下。只有腳跟猛然落下才能稱之為踮。一般情況下只要踮六七下就能達到治療的功效了。除了以上方法外，還可以踮腳走路。踮腳走路就是足跟提起完全用足尖走路，行走百步。

　　踮腳雖然能有效改善腎臟功能，但是也不是所有人都適合。比如骨質疏鬆的患者最好不要做這項運動，以防症狀加重。老年人腿腳不靈

便，做這項動作的時候可能會摔倒，所以一定要小心。再者就是剛吃過飯後，不宜馬上就做，起碼要等一小時，避免造成胃下垂。練習要循序漸進，開始時要少做，待腳後跟疼痛減輕後，再逐漸增加次數，直至練完後感到微微出汗為佳。起落一定要與呼吸配合，起吸、落呼。最好找清靜、不受干擾的地方練習，以利於思想集中。

| 鳴天鼓 | 讓耳聾、耳鳴乖乖去無蹤

腎開竅於耳，所以腎虛的患者往往會出現耳聾耳鳴等症狀，這也給腎虛患者的生活帶來了諸多的不便。這裡我教給大家一個訣竅，對於治療腎虛引發的耳部疾病特別管用。此種方法中醫裡面叫鳴天鼓。

該法最早見於**邱處機**的《**頤身集**》，「兩手掩耳，即以第二指壓中指上，用第二指彈腦後兩骨做響聲，謂之鳴天鼓（可祛風池邪氣）」。在後世的《河間六書》、《聖濟總錄》、《修齡要旨》和《養生十六宜》中都有鳴天鼓練習的記載；被稱為我國傳統健身術的「**八段錦**」和「**易筋經**」也都採用了這個方法。由此我們可以看出此法的重要作用。

鳴天鼓有調補腎元、強本固腎之效。

鳴天鼓就是將雙手搓熱後，用勞宮穴貼住耳孔，把兩手放在後腦勺後的玉枕穴，把耳朵摀緊，左手在上右手在下，用左手中指敲右手中指，以震動腦部神經，使氣血在體內流通。之所以叫做「鳴天鼓」是因為在這個過程中發出的聲音如同擊鼓，所以古人稱作

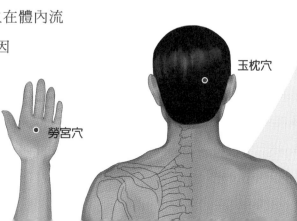

玉枕穴

勞宮穴

「鳴天鼓」。

中醫學認為，腎開竅於耳，只有腎中的精氣充足，一個人的聽力狀況才會比較好。若是腎精不足、腎氣虧虛的話，患者就會出現頭暈、耳鳴的症狀。經常練習鳴天鼓，有調補腎元、強本固腎之效，對頭暈、健忘、耳鳴等腎虛症狀均有一定的預防和康復作用。所以，腎虛耳鳴、健忘的朋友不妨試。

鳴天鼓是非常簡單的養生之法，值得大家一試。只需利用早晨或睡前的一點時間，不管你是在上班途中，還是躺在床上都可以做，每天堅持下來，不僅能起到強身健體的作用，還能延緩衰老。

| 打坐 | 古人保腎固精的不傳之功

打坐又稱**盤坐**、**靜坐**。我國傳統的打坐養生功法最早可追溯到黃帝時代，據《莊子》一書記載，黃帝曾向名叫廣成子的人詢問、學習長壽之道，廣成子說：「無視無聽，抱神以靜，形將自正。必靜必清，無勞汝形。無搖汝精，無思慮營營，乃可以長生。目無所視，耳無所聞，心無所知，汝神將守汝形，形乃長生。」打坐有助於調節身體當中的氣血運行，所以很多人都用其來調養身體。

一提到打坐，很多人就會認為是佛家弟子才會做的事情。如果你有這種想法的話，那麼你就犯了一個大錯誤，其實不管是佛家的參禪，還是女性所練習的瑜伽中的靜坐都可以歸為打坐之中，是用來修身養性、強身健體的。經常練習打坐能清淨我們的思想，思想淨了，慾望少了，就有助於保精固腎。金元名醫朱丹溪在《格致余論》裡強調說：「心動則相火亦動，動則精自走，所以聖賢只是教人收心養心，其旨深矣。……善養生者，亦宜暫遠帷幕，各自珍重，保全天和。」這句

話的意思是說，如果人的淫心慾念妄動，則腎中相火因而煽動，相火動則精可自洩……所以，聖賢教人收斂淫心、善養心神。

在古代有很多人就是通過這個辦法來延年益壽的。南宋時期的愛國詩人陸游命終時八十五歲，他年輕時修道學禪也常習打坐，所以直至晚年身體都十分健壯並且頭腦靈活。

說了這麼多，那麼該怎麼打坐呢？下面來看看打坐的姿勢。打坐最好是盤腿姿勢，鬆盤、單盤、雙盤都可以。雙手虎口相交（男性左手在上、女性右手在上）放在肚臍上，也可以自然放在腿上或其他任何自己認為舒服的地方，但放在肚臍上健身效果比較好。頭正頸直，腋下懸空，放鬆全身。**打坐最重要的一點就是學會放鬆，從頭到腳對全身的每一個部位都要進行徹底放鬆。打坐的時候什麼都不要想，爭取讓自己進入一種無意識的狀態。**

打坐一定要在封閉環境中，不能吹風，打坐前半個小時和打坐後半小時也不能洗手，以防腿腳受寒，患上關節炎。

|太極拳| 剛柔相濟，養生就這麼簡單

太極拳不僅深受中老年朋友歡迎，許多青少年也對此情有獨鍾。我們小區裡面很多小孩子都會打幾招太極拳。太極拳為什麼這麼受歡迎呢？這是因為太極拳剛柔相濟，**練習太極拳可以調整身體當中的陰陽平衡。**沒病的時候練習可以強身，有病的時候練習可以祛病。中老年朋友尤其是一些老年朋友，體力一天不如一天，非常有必要經常練練太極拳，改善一下體質，增強身體的抗病能力。

下面介紹太極拳中的幾個招式，借此來說明其中的奧妙所在。

将式

先將重心移到左腿上面，儘可能保持身體平衡，之後將身體向左轉。注意，在轉動身體的過程中，動作要慢。在轉動身體的過程中，將左臂外旋，右臂內旋，使右掌心朝下，左掌心朝上，兩掌向左将。

堅持一會兒之後，身體繼續微左轉；重心移向左腿，坐實左腿，成右虛步；將左掌至左胸前，右掌至右胸前。

擠式

身體微向右轉；將體重漸漸移向右腿，弓右腿，蹬左腿，成右弓步；隨著身體的轉動，外旋右臂，內旋左臂，使掌心一個朝裡，一個朝外。以右小臂與左掌向右擠出，眼向前平視。

抹式

右掌心朝下，左掌經右掌上側交掌而過，之後將兩掌分開，距離比肩的寬度小一點就可以了。兩掌心皆朝下，兩肘漸屈下沉，帶動兩掌略向下抹回；同時重心漸漸後移，眼向前平視，眼神要關及兩掌抹回。

太極拳運動採用**腹式呼吸方法**，呼吸分**順呼吸**和**逆呼吸**，腹部隨著呼吸自然隆起和收縮就是一種順呼吸。**順呼吸要做到四個字：深、長、勻、細**。深，深呼吸，就是一呼一吸都要到頭；長，時間要拉長，要放慢；勻，要勻稱；細，就是要細微，不能粗猛。當然，還有一點很重要，就是要用鼻子呼吸，不要用嘴呼吸。

若想此種運動真正起到強身健體的功效，關鍵在於堅持，只要堅持不懈就能看見成效。其實不光是打太極拳，任何運動都一樣，持之以恆是非常重要的。

| 十指梳頭 | 治療青年白髮又快又好

一般說來，年輕人的頭髮烏黑油亮，而老年人往往白髮蒼蒼。可是現在有很多年輕人頭髮也開始變白了。這和年輕人壓力大，腎精不足有關係。中醫認為，髮為血之餘，髮的生機源於血，但是其生機卻根源於腎。腎藏精，精能化血，如果精虛血弱，腎精不足，不能化生陰血，陰血虧虛，導致髮失濡養，白髮自然就出現了。

年輕人預防白髮可以採用十指梳頭的辦法。關於梳頭的好處，古籍中有明確記載。明朝《焦氏類林》中寫到：「冬至夜子時，梳頭一千二百次，以贊陽氣，經歲五臟流通。名為『神仙洗頭法』。」《養生論》說：「春三月，每朝梳頭一二百下。」北宋大文學家蘇東坡對梳頭促進睡眠有深切體會，他說：「梳頭百餘下，散髮臥，熟寢至天明。」

為什麼十指梳頭能起到預防白髮的作用呢？中醫認為，經絡是氣血運行的通道。只有經絡通暢，氣血才能順利地運行到身體中的每一個部位，發揮濡養的功效。若是經絡不通，氣血的運行自然會相應地受到影響。保持經絡的暢通就是保持我們身體的健康。人身體中的經絡或直接彙集到頭部，或間接作用於頭部，人頭頂「百會穴」就由此得名。因此通過梳頭，可以疏通氣血，起到滋養和堅固頭髮的功效。

十指梳頭的方法很簡單：鬆開十指，自然放鬆，手指不要太僵硬，以十指指肚著力，用中等稍強的力量，對頭進行梳理，可先從前往後梳。用力的大小以做完後頭皮微感發熱為度。梳理後，再用十指指肚均勻地揉搓整個頭部的髮根，從前到後，從左到右，要全部揉搓到。最後，擠壓頭皮，用適當的力量對頭部進行按摩。手法要輕，用力要柔，忌用猛力，以免擠傷頭皮。

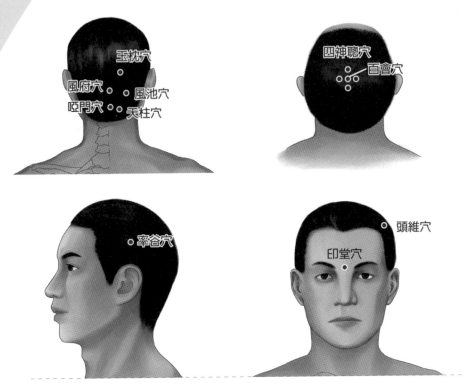

十指梳頭能刺激頭部諸多穴位，起到養生保健的作用。

此外也可以用手掌和指尖從髮際前的印堂穴中線經前頂百會穴，直至後髮際的玉枕穴、天柱穴；兩側經頭維穴、率谷穴，直至風池穴、風府穴、四神聰穴、啞門穴，輕輕拍打數十遍。

預防白髮也可以用抓頭按摩的方法。抓頭按摩也是頭部自我調養中較為簡單的一種，就是用十指的螺紋面對頭皮進行按摩。按摩時，自前額上的頭髮抓起，由前向後，經頭頂至後髮際；再從後向前，循環往復。按摩時注意閉眼養神，身體放鬆。每天做五～十分鐘，可消除疲勞、促進新陳代謝、調節氣血，對改善局部頭皮的營養和皮脂分泌都有好處。

常用的補腎功法

真氣運行法｜梳理經絡強身體

真氣運行法主要是通過凝神、調理呼吸，對經絡進行梳理，進而對身體起到保健的功效。經常堅持練習能夠強身健體、預防疾病。

姿勢要求

每一種動作都講究姿勢，初學真氣運行法也不例外。練習此種功法可以採用**行、立、坐、臥四種形式**，以坐式為主，其他姿勢為輔。不過在練習的過程中，並沒有嚴格的姿勢要求，只要練習者感覺舒適放鬆就可以了。

1‧坐式

坐式有盤腿和垂腿兩種姿勢，我們在練習的過程中可以根據自己的習慣進行選擇。這兩種坐姿比較簡單，下面我就來具體說一下。

（1）**盤腿坐式**：「雙盤式」是把左腳置於右大腿上，再把右腿自然放到左腿上，兩手相合，置於小腹前；「單腿式」是把右腿放在左腳上，兩手掌心相對；「自由盤腿」是將兩腿相互交叉而盤坐。

（2）**垂腿坐式**：為什麼叫垂腿坐式呢？是因為此種坐法小腿和地面是垂直的。在練習的過程中，先坐到椅子上。坐好之後，小腿自然垂直。兩腿相距一拳左右，將兩手平放在大腿上面。

2・臥式

臥式就是側臥著身體，將一條腿適度彎曲，放在另一條腿的上面。體弱不能坐者可採用此種姿勢。

3・站式

站式有各種姿勢，在這裡不一一介紹。我們在選擇站勢的時候只要順其自然就可以了。

4・行式

行式即是走路和散步時，目視前方，意守鼻尖，並根據走路的速度調整呼吸。

五官與呼吸的要求

1・**口腔**：雙唇閉合，舌頭向上捲起，舌尖輕抵上顎。輕抵一會兒之後，口中唾液增多，這時候將唾液慢慢嚥下去，將舌頭放下。

2・**眼睛**：閉目內視。在練習的過程中內視應與所練的部位相對應。若是思緒比較複雜，心神不得安寧的話，不妨先睜開眼睛，將視線集中在鼻尖片刻之後再重新進行。

3・**耳朵**：練習的過程中，耳朵也有一定的用武之地。入靜之後，可以用耳朵去聽聽自己的呼吸。之所以要這樣做是因為聽聽呼吸的輕重緩急及其是否均勻，有助於我們根據實際情況調整自己的呼吸。

4・**呼吸**：吸氣時任其自然，無須刻意去調整。最佳的呼吸狀態應該是呼吸若存若無。

練功方法

第一步：呼氣使真氣彙集於心窩部

首先做好充足的準備工作，如養足精力、調整呼吸，摒除雜念等。準備工作做好之後，放鬆，做到心無旁鶩。將視線集中在鼻尖，然後慢慢地閉上眼睛，內視心窩部。在這個過程中，什麼事情也不要想，讓心安靜下來。自然呼吸，用耳朵去感受外物。如果你真的入靜了的話，你會聽見自己的呼吸聲。可能起初你很難讓心神安靜下來，不過時間長了就能摒除心中的雜念，還心靈一份安靜與恬淡。此步每天早、中、晚各練一次，每次二十分鐘。

第二步：意守下丹田

心神安靜下來之後，隨著呼吸的調整，可將意守的部位向丹田下方推進。可一點點進行推進，在這個過程中要注意隨時調整自己的呼吸。有的人因為急於求成，推進的幅度較大，結果往往適得其反。「欲速則不達」，凡事都有一個漸進的過程，只有這樣才能穩操勝券。為此，意識的推進也要一點點進行。練習時間以每天三次，每次二十五分鐘或半小時為宜。隨著意守部位的改變，內心越來越清淨，你可以感受得到身體也正在發生較大的變化。比如當你意守到小腹時，你會感覺到腸胃蠕動加強，這表明臟腑功能增強了。

第三步：調息凝神守丹田

丹田是貯藏元氣的地方，在養生保健中起著重要作用。我們將意念集中於丹田，有助於激發元氣。在這個過程中不要刻意去意守，主要是調整呼吸，寧心安神順其自然就可以了。一般每天三次，每次半小時以上。隨著練習的深入，你會覺察到肚子裡面有氣在流動，此外腰部也有發熱的感覺。這種情況之下，你身體中的諸多不適症狀都會得到緩解，諸如失眠多夢、心神不寧、胃腸不適等。此外，也有助於促進肝腎虧虛引發的肝病的恢復。

第四步：打通督脈不可免

在以上步驟中，意守是貫穿始終的，意守的目的有兩個。一個是寧心神，一個是積累真氣。當身體中的真氣充實到一定程度，有了足夠的力量時，會沿著脊柱往上行走。也就是說我們通過意守所積累的真氣是運動的，它不會安安靜靜地呆在某個地方。不過這有一個前提條件，就是真氣必須充足。如果你感覺到真氣在上行的話，那麼意念也隨之上行。若是意念不跟著真氣而動的話，無異於「拔苗助長」。練此步功時，每日可酌情增加坐功次數，每次時間也應延長到四十～六十分鐘。通督時間一般在一週左右，因人而異。在整個過程當中，打通督脈是比較關鍵的一步。借助真氣的力量，推動督脈的氣血運行，讓真氣注入其中，可激發陽氣，進而提高身體的免疫力。頭暈耳鳴、腰酸腿軟、月經不調、精神恍惚、易怒心煩、心悸氣短、性慾減退等都可得到明顯改善；有些因經絡不通而多年不癒的頑疾也可霍然而愈；一般人則表現為精力充沛，身體輕捷，判若兩人。

第五步：守住意念

在練習的過程中，尤其是剛開始練習的人，會出現一些不適的感覺，諸如涼、熱、癢、麻等。若是有上述現象出現的話，不要緊張，因為在練習的過程中出現這些感覺是正常的，表明真氣在上行。為此，在練習的過程中一定要守住自己的意念，以保持心神寧靜。到極靜時，以上諸象消失，身心都會有比較舒適的感覺，原有的疾病也會隨著好轉。

以上五步應循序漸進，但又是互相聯繫不能分割的統一整體，前一步是後一步的基礎，不管是練習哪一步，我們都應認真，都應集中意念。

練功須知

　　凡事只有堅持下去，才有成功的可能。同樣，此種功法能否起到保健養生的作用，關鍵在是否能**持之以恆**。有的人僅僅練習了兩三天就放棄了；有的人堅持了幾個月，可就在剛取得一點成效的時候也堅持不住了。其實每個人在做一件事情的時候都不想放棄，為什麼最後很多人都沒有堅持下去呢？我總結了一點，那就是沒有找到其中的樂趣所在。我們不管做什麼事情，只有在做的過程中享受到了樂趣，才會堅持下去。在練習此種功法的時候，先不要想著它的療效，你首先要用心去感受，用心去領悟。當你發現練習此種功法是一種享受，是一種身心結合最好的方式的時候，相信你是不會放棄的。

　　以上我所強調的是練習此種功法對人的要求。那麼練習此種功法對外在環境又有什麼要求呢？中醫強調人與自然相應，我們也要順應自然的變化。練習真氣運行法時不宜選擇天氣不好的時候，以免給精神以猛烈刺激，發生不適。此外，練習之前還應注意調節自己的情志，使自己的心態處於平和的狀態。練習的過程當中，要靜心、寬心，意守丹田，儘可能放鬆身體。

｜**內養功**｜調理氣血和陰陽

　　內養功，是氣功中的一種，是以默念與呼吸鍛鍊相結合的一種功法。練習此種功法有助於調理臟腑中的氣血和陰陽，因此經常練習者會感覺神清氣爽、身心愉悅，還有助於臟腑疾病的好轉。

姿勢要求

　　仰臥式、側臥式、端坐式、盤腿是練習內養功常用的體位。一般初

學者以臥式為宜。下面我就對這幾種體位做一下簡單的介紹。

1·仰臥式

換上比較寬鬆的衣服，然後平躺在床上，將身體挺直。接著將兩臂自然舒伸置於身體兩側，十指鬆展，掌心向上，下肢自然伸直，腳跟相靠，足尖自然分開。

2·側臥式

側臥於床上，後背不要繃直，自然放鬆。我們朝著哪一側臥時，就可以將哪一側的胳膊彎曲，五指舒展，掌心向上，置於耳前。另一上肢自然伸直。下肢則根據體位的選擇動作也有所不同。朝著哪一側臥，哪一側的下肢則自然伸直，另一側肢膝關節屈曲為一百二十度，膝部輕放於另一側伸直的膝部上。

3·端坐式

自然端坐於椅上，頭微前傾，十指舒展，掌心向下，輕放於膝部。兩腿平行分開，與肩同寬，小腿與地面垂直，膝關節屈曲九十度，目微閉。

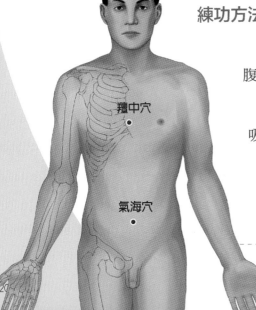

膻中穴

氣海穴

練功方法

1·**調整呼吸**是內養功的主要功法，特點是腹式呼吸。常用的呼吸法有三種。

第一種呼吸法是以鼻呼吸。慢慢地吸氣，吸氣的同時用舌頭頂住上顎，將意念集中在腹部。吸氣結束之後，呼氣。呼吸的同時慢慢將舌頭放下，同時收回意念，呼吸的形

意守丹田法和意守膻中法都是內養功常用的意守方法。

式為：**吸－停－呼**。在這個過程當中，可以默念某些字或者詞，唸完之後動作也隨之結束。應注意，在默念的時候，無論字多字少，均分三段默唸完。

第二種呼吸法是以鼻呼吸或口鼻兼用。呼吸的形式為：**吸－呼－停**，具體的呼吸要領和第一種方法一樣。

第三種呼吸法是用鼻進行有節奏的呼吸。先吸氣少許，停頓片刻後再吸入較多量的氣，再將氣徐徐呼出。呼吸形式為：**吸－停－吸－呼**。

2．**意守法**是指練功時將意念集中於身體某一特定部位。內養功常用的意守方法有三種。

意守丹田法：丹田是氣功常用術語。內養功之丹田規定為臍下 1.5 吋處，即氣海穴處。

意守羶中法：將意念集中在羶中穴所在的部位。

意守腳趾法：兩眼輕閉，將餘光集中在腳趾上，也可閉眼默默內視腳趾。

練功須知

內養功具體要採用何種姿勢，並沒有硬性要求。大家可以根據自身的實際情況，選擇合適的體位。不過有幾點要注意，消化不良的人最好採用右側臥位，胃黏膜脫垂的患者，則不宜選用右側臥位。

｜叩齒吞津法｜滋養腎精強筋骨

說到擅長養生的醫家，陶弘景、孫思邈都是其中比較著名的。陶弘景、孫思邈都非常善於養生保健，因此他們到了老年之後依舊耳聰目明、精神矍鑠。雖說生活的朝代不同，養生保健的方法也不盡相同，

不過有一點卻是一樣的，那就是他們都非常善用自己的牙齒。南朝名醫陶弘景認為「齒為筋骨之餘」，叩齒則會筋骨健壯，精神爽快；唐代名醫孫思邈主張「清晨叩齒三百下」。

叩齒為什麼能起到保健養生的功效呢？因為在叩齒的過程中會生出津液，腎「在液為唾」，叩齒催生唾液，是謂「金津」，「津」通於「精」，為腎精所化，咽而不吐，有滋養腎中精氣的作用，故可健腎。

練功方法

1・叩齒

早晨醒來後，先摒除雜念，放鬆身心。然後嘴唇微閉，再慢慢地將眼睛閉上。完成上述動作之後，使上下牙齒有節奏地互相叩擊。剛開始鍛鍊時，叩擊的次數可以少一點，動作也最好輕一點，隨著時間的延長，次數可相應增加。不過一般以三十六次為佳。力度可根據牙齒的健康程度量力而行。此為完成一次叩齒。

2・吞津

叩齒結束，接下來要發揮舌頭的功用了。可以用舌頭貼著上下牙床、牙面攪動，用力要柔和自然，先上後下，先內後外，攪動三十六次。這樣做的目的是對牙齦、牙面進行按摩，改善局部血液循環，進而達到健齒的目的。在這個過程中，會有唾液產生，產生的唾液我們要將其嚥下。這個動作完成之後，叩齒吞津法的整個過程才算結束。

練功須知

每次叩齒數目多少不拘，可因人而異。叩齒的力量也不求一律，可根據牙齒的健康程度，量力而行。但必須持之以恆，長期鍛鍊方能見效。

｜撮穀道｜ 補腎固澀，益壽延年

　　清朝的乾隆皇帝活到了八十多歲，據說他的養生妙招中有一招即撮穀道。這裡的**撮為收縮之意**；穀道無非就是**穀物排出的通道**，指的也就是**肛門**。那麼撮穀道為什麼能起到補腎固澀、益壽延年的作用呢？中醫認為，經常撮穀道可升提陽氣。陽氣有溫煦的作用，臟腑的功能若是能得到很好的溫煦，各個臟腑都能盡職盡責地完成自己的本職工作，自然有利於人體的健康。經常撮穀道不僅可以益壽延年，還有利於防治脫肛、痔瘡、陽痿、早洩、遺尿、尿頻等疾病。

練功方法

　　撮穀道這種養生保健的方法不受時間和地點的限制，練習起來也比較方便。有一位尿頻的患者，被尿頻折磨了一年多之後，終於遠離了尿頻的苦惱。他說，他除了根據醫生的叮囑堅持服藥外，還經常練習撮穀道。只要是一坐下來就練習那麼幾下，時間長了，就成了一種習慣。現在只要是一不練習，就覺得渾身難受。在練習的過程中，他發現，撮穀道除了對治療遺尿有幫助之外，還可以輔助治療肛門疾患。

　　撮穀道具體做法是：兩腿分立與肩同寬，兩手自然伸直放在大腿的兩側。兩眼正視前方，全身放鬆，自然均勻地呼吸。這裡我們要注意，要用鼻子呼吸，而不要用嘴呼吸。在呼吸的過程中**意守肛門，提、縮**。一般每次做十～二十節。每日早、晚各一遍。如果是坐著做這個功法，腰要挺直，身體其餘部位要放鬆。

練功須知

　　撮穀道要避免急於求成，以感到舒適為宜，關鍵在於持之以恆。長

期堅持，必有奇效。比如開會、坐車、走路的時候，都可以堅持撮穀道。經過幾次練習後動作會逐漸標準。

｜扭腰功｜輔助治療泌尿、生殖系統疾病

扭腰功有很好的強身功效。相對其他強腎的功法來講，此種功法有一些明顯的優勢所在，諸如簡便易學、收效迅速、不受時間和地點的限制等。經常堅持練習此種功法，有助於治療腎虛所導致的記憶力下降、性功能減退、骨質疏鬆等症。此外對於腎虛引起的生殖系統、泌尿系統疾病，如前列腺炎、膀胱炎和婦科類疾病等也有較好的治療功效。

練功方法

1・自然站立，雙腳邁開與肩同寬。身體略微前傾，雙腳腳趾緊緊向下抓住地面。在這個過程中要充分地對身心進行放鬆。

2・要儘可能地將雙手撐開，一隻手掌心朝內護住丹田處（肚臍下方），兩隻手拇指、食指形成的空白正好在丹田處形成一個空空的方形，雙肘自然彎曲至九十度左右，與雙手在用力時形成固定位置。

3・以脊椎為軸心，兩胯帶動整個臀部向左做圓形扭動，經身體左側、後方，最後從右方返回，使整個肚皮和胯部正好轉完一個一百八十度的圈，以此動作連續做二十下，即轉二十圈；轉圈時雙肘和雙手都在原位置固定不動，就像新疆舞裡腦袋移動而雙手不動的動作。

4・向左方轉圈扭動做完二十個之後，再以同樣的姿勢向右方轉動胯部二十次；做完後再向左方轉動二十次，如此反覆變化方向轉動。

5・在整個練功過程中，口須微張，與鼻孔一同呼吸，不可緊閉。

練功須知

　　剛開始練習時最易犯的錯是雙手和雙臂沒用力，因此不固定，導致雙手與雙臀不由自主地跟著一起扭。要注意雙臂、雙手在扭動時不動，只讓臀胯扭動，這樣腎氣提升得很快。此外，要注意雙腳腳趾緊扣地面，這樣既固定了身體，又接通了地氣，還打通了腳上的經絡。平時除了練扭腰功，還可配合攝穀道，療效會更顯著。

|**貼牆功**|貫通督脈，快速提高腎功能

　　貼牆功，顧名思義就是要貼著牆壁來做的一種功法。貼牆功鍛鍊的是腰部，只需要練幾分鐘，腎腰及整個脊柱就會很快發熱，使督脈貫通，迅速提高腎功能。

練功方法

　　1‧先選擇一處比較安靜的空間。入靜之後，將鼻尖、腳尖觸牆。

　　2‧站穩之後，保持原動作不變，慢慢下蹲。完全蹲下去之後，用雙臂抱住下蹲的雙腿。

　　3‧保持鼻尖貼牆的動作不變，身體緩慢起立，直到完全直立。

　　4‧重複第一次下蹲的動作。

　　有的朋友問在練習此種功法的過程中需要蹲多長時間，需要做多少次這樣的動作。其實不管是何種功法，對於時間和所做的次數都沒有嚴格意義上的要求。在練習的過程中，我們只要根據自己的實際情況合理安排就可以了。有一個標準可以供大家參考，那就是你每次練完之後不會感覺到疲勞，相反會感覺到精力比較充沛，這樣就說明達到了比較理想的效果。

練功須知

此法看似簡單，但剛開始有難度，主要是腎氣不足之人無力蹲穩，起立乏力，重心容易向後傾斜倒地。所以剛開始練時必須將腳尖稍稍後移，具體尺度自己把握，保持重心穩定即可，然後緩慢下蹲、起立。練功時一定要專注於脊椎的直立和身體平衡，否則一不留神就會向後倒。

| 搓腰功 | 激發腰部陽氣效果好

搓腰功是一種很好的腰部保健操，是治療功能性腰痛的體療方法。經常搓腰可以促進腰部的氣血運行，此外還有助於激發陽氣，使腰得到充分的溫煦，有助於驅除導致腰痛的寒濕之邪。經常堅持練習這樣的動作，不僅可以溫暖腰及腎臟，增強腎臟功能，加固體內元氣，還可以疏通帶脈、強壯腰脊。此外對腰腿痛、尿頻、夜尿多、遺精、陽痿等腎虛問題也有較好的防治功效。

練功方法

搓腰功包括搓、捏、摩、扣、抓、旋六個動作，具體做法如下。

1．搓腰

選擇舒適的姿勢坐好，坐好後將兩腳分開至與肩同寬。放鬆身體的同時將兩手掌對搓生熱。手掌熱了之後將其放到腰眼穴處用力揉搓。在這個過程中要注意調整呼吸，儘可能呼吸得深一些，以助增強腎的功能。揉搓的範圍儘可能大一點，這不僅對腰有好處，對尾骨部位也能起到按摩的功效。

2．捏腰

揉搓之後，腰及其周圍的經絡得到了疏通，

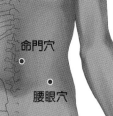

命門穴

腰眼穴

因此會有發熱的感覺。在這種狀況之下，我們要再接再厲，對命門穴至尾椎處的肌肉進行夾捏。夾捏的過程中，要集中精神，捏一下鬆一下，反覆夾捏三～四次就可以了。

3．摩腰

夾捏之後，命門穴至尾椎處的肌肉會處於比較緊張的狀態，為此我們下面要做的工作就是對其進行放鬆。動作比較簡單，先將兩手輕握拳，拳眼向上，以掌指關節突出部分在兩側腰眼穴處做旋轉揉摩。先以順時針方向旋摩十八圈，再以逆時針方向旋摩十八圈。兩側可同時進行，也可先左後右進行。

4．叩腰

兩手輕輕握拳，拳眼向下，同時用兩拳的掌面輕叩（以不痛為度）尾部。左右拳各叩三十六次。

5．抓腰

兩手反叉腰，拇指放於前方，其餘四指自然落在腰上。用落在腰上的四指向外抓擦皮膚。兩手同時進行，各抓擦三十六次。

6．旋腰

雙手叉腰，將兩手用力向前推，使腹部凸出。身體微微向後仰，接著，左手用力向右推，上體儘量左彎，這時兩手再向後推，臀部竭力後坐，上體儘量前彎；最後右手用力左推，上體儘量右彎。此動作連起來為一圈。以順時針方向旋腰九圈，再逆時針方向旋腰九圈。在進行旋腰時要緩慢，不可過速或過於用力，以免扭傷腰部。

練功須知

搓腰功雖有預防和治療腰痛的作用，但需要注意的是，由結核、腫瘤、

骨折和細菌感染性炎症引起的器質性腰痛，不要做搓腰功，應及時就醫。

| 固腰腎養生功 | 疏通帶脈，強腰壯腎

養腎護腎就是要延緩它的衰老，維持其旺盛的生理功能。通過固腰腎養生功的鍛鍊，能不同程度地刺激腎臟，疏通帶脈，增強腎臟功能，強腰壯腎，並可防治腰腎的一些疾患。

練功方法

1．擦腰

雙手摩擦，手掌熱了之後對腰腎俞穴進行摩擦，摩擦到有熱感就可以了。可以左右摩擦，也可以上下摩擦。

2．敲腰

摩擦過後，再將手掌半握拳，輕輕敲擊腰背數十次，以刺激腎臟。

3．轉腰

轉腰這個動作可能每個人都會做。在做的時候只要掌握一點原則就可以了，那就是在轉腰的過程中，動作要慢，以防對腰造成損傷。

4．俯身

在很多舞蹈動作中都有俯身這個動作。俯身的動作要領為：慢慢俯下身，兩腿要伸直，兩手慢慢摸腳，逐漸能摸到以後，再抓住腳尖或腳兩側，頭儘量向大腿靠。

練功須知

上述功法中的俯身動作不適宜有高血壓者做，可改為在床上伸直兩腿，直身坐好，然後用兩手搬腳尖。

刺激腎俞穴能調理腎功能。

腎俞穴

腎虛所致常見病症

居家預防與簡易治療

「任何一種病理現象
都可以找到其內在原因。」

────────────────────────────────

｜記憶力減退｜補腎養腎，人人都有好記性

　　本書第一章介紹腎在生命中的意義的時候，我說過腎的一個功能——生髓通於腦。前文我說得很清楚，腎藏精，精生髓，腦的正常營養來源於腎精，因此腎功能的好壞也會影響到腦的功能。腎虛了，腎精不足，腦髓不足，就會出現記憶力減退、智力活動下降的現象。這種情況如果再向前發展便是痴呆。為什麼老年人患痴呆的比較多呢？因為老人腎氣虛衰，腦髓不夠，腦得不到足夠的滋養。

　　中醫將記憶力減退分為腎氣陰兩虛和腎精虧虛兩種證候。由腎氣陰兩虛所致的記憶力減退，主要表現為頭暈耳鳴、遇事善忘、失認失算、腰腿痠軟、記憶模糊、手足心熱、心煩失眠等症。治療時宜補腎益氣，滋陰養神。方藥可選**七福飲**。其組方為：龜甲、熟地黃各20克，當歸、白朮、杜仲各15克，西洋參、遠志、杏仁、天冬、麥冬、懷牛膝、黃柏、炙甘草各10克。用水煎服，每日一劑，日服二次。也可選用**參茸地黃丸**等中成藥治療，參照說明書或遵醫囑使用。

　　由腎精虧虛所致的記憶力減退，主要表現為神疲體倦、恍惚健忘、精神呆滯、失認失算、鬚髮早白、毛髮脫落、牙齒鬆動，腰膝痠軟、骨軟痿弱、步履維艱等。治療宜補腎益髓，填精養神。方藥可選河車大造丸加減。其組方為：紫河車、天冬、麥冬各10克，杜仲、鹿茸、黃精、白朮、懷牛膝、龜甲、黃柏各15克，熟地黃20克，丹參、懷

山藥各 30 克。用水煎服，每日 1 劑，日服二次。也可選用河車大造丸等中成藥治療，參照說明書或遵醫囑使用。

　　食療也是不錯的選擇，下面我介紹幾種簡易的食療方，感興趣的朋友可以試試。

　　蓮核參芪百圓粥：西洋參 10 克，黃芪、龍眼肉、核桃各 15 克，蓮子、枸杞子、百合、粳米各 30 克，把上述原料放鍋內用微火同煮，粥成時即可食用。每天早、晚各食用一次。

　　參芪懷杞棗葚湯：西洋參、枸杞子、紅棗各 10 克，黃芪、桑葚各 15 克，懷山藥 30 克，排骨 300 克。將上述原料一同燉湯喝，每日一次。

　　杜杞養腎護腦粥：生地黃、黃精、枸杞子、黑芝麻各 10 克，黃芪、杜仲、蓮子各 15 克，粳米 30 克。先將中藥煎水取汁，再用藥汁煮粳米粥食用，每日一次。

　　還可以自我按摩輔助治療，可選擇**神門穴、四神聰穴、三陰交穴、腎俞穴、心俞穴、太溪穴**中的一個或幾個穴位，每次每個穴位按摩三～五分鐘，不用拘泥於按摩的方法和時間，方便的時候就按揉按揉，長期堅持，能起到輔助治療作用。

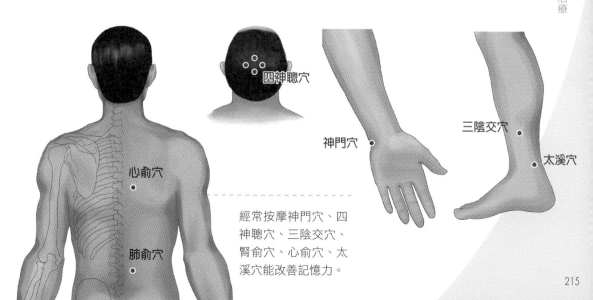

經常按摩神門穴、四神聰穴、三陰交穴、腎俞穴、心俞穴、太溪穴能改善記憶力。

在日常飲食中，老年人可適當食用**核桃仁、海帶、南瓜、葵花子、胡蘿蔔、芝麻、黃豆和沙丁魚**等食品。日常調養也很重要，應避免勞傷心神和精神抑鬱，保持開朗豁達的心情。生活要有規律，注意合理安排日常生活，培養多種愛好，勤動手，多用腦，經常接受新信息。還應防止身體過於肥胖，積極治療高血壓、糖尿病等疾病。

| 脫髮 | 滋陰補腎，頭髮烏黑濃密有光澤

在生活中，面對脫髮的人士，我們常用「聰明絕頂」這個詞來調侃。然而，調侃畢竟是調侃，事實上脫髮與聰明是風馬牛不相及的。那麼，脫髮到底是什麼原因造成的呢？

《黃帝內經》中對脫髮有過記載：「女子……五七，陽明脈衰，面始焦，髮始墮……丈夫……五八，腎氣衰，髮墮齒槁……。」不難看出，腎氣的衰弱是脫髮的根本原因。中醫認為「髮乃血之餘」。根據中醫精血同源的理論，精虧則血少，血少則頭髮得不到充足的滋養，因而漸漸乾枯而脫。所以中醫對於脫髮的治療主要是滋陰補腎，填補腎精。

中醫認為，**脫髮主要有腎氣陰兩虛證和腎精虧虛證兩種證型**，大家可以在醫生的指導下對症治療。

腎氣陰兩虛證型的脫髮，主要表現為頭髮油亮、頭屑多、經常掉頭屑、頭癢，日久頭頂或兩額角處逐漸稀疏，常伴有耳鳴、腰膝痠軟等症。

腎氣陰兩虛證型的脫髮，可選用方藥**知柏地黃丸合二至丸**加減治療。其組方為：黃芪、澤瀉、西洋參、丹皮、知母、黃柏、山茱萸各10克，茯苓、熟地黃、墨旱蓮、女貞子、製何首烏、枸杞子、白朮各15克，麥冬、懷牛膝、山藥各30克。水煎服，每日1劑，日服二次。也可選用中成藥知柏地黃丸合二至丸治療，按照說明書或遵醫囑使用。

腎精虧虛證型的脫髮，主要表現為平時頭髮發白或焦黃，頭髮沒光澤，頭屑較少，經常呈小片脫落，還伴有頭暈耳鳴、心煩、失眠、腰膝痠軟無力等症狀。

腎精虧虛證型的脫髮，可選用方藥**七寶美髯丹**治療。其組方為：甘草、炒白芍、當歸、茯苓、天麻各 10 克，枸杞子、菟絲子、補骨脂、龜板、巴戟天、肉蓯蓉、熟地黃、製何首烏各 15 克，懷牛膝 20 克。水煎服，每日一劑，日服二次。也可選擇中成藥七寶美髯丹治療，按照說明書或遵醫囑使用。

當然，選用藥膳食療也有一定療效。下面我就給大家介紹兩款食療方。

首仙雀參杞蓉湯：準備麻雀 3 隻，紅棗 10 克，西洋參、仙鶴草、製何首烏、枸杞子、肉蓯蓉各 15 克，芡實 30 克，食鹽適量。將麻雀殺好洗淨，紅棗洗淨去核，與其他原料一同放入沙鍋內，加水適量，武火煮沸後用文火燉二小時，最後加鹽調味即可。這個食療方適用於腎精不足型脫髮患者食用。

滋腎固髮首芝鵪鶉湯：準備鵪鶉 3 隻，陳皮 5 克，製何首烏 15 克，黑芝麻、當歸各 10 克，菟絲子、桑寄生各 15 克，黑木耳 30 克。將鵪鶉殺好洗淨，菟絲子、製何首烏、黑芝麻、當歸、黑木耳、桑寄生用清水 1,200 克煎至 400 克，去渣取汁；藥汁與鵪鶉一同隔水燉熟，最後加鹽調味即可。本食療方適用於腎精虛衰型脫髮者食用。

穴位按摩也能輔助治療脫髮。可以選取**風池穴**、**內關穴**、**神門穴**、**百會穴**、**三陰交穴**中的一個或者幾個，經常按摩，每次每個穴位按摩三～五分鐘，長期堅持，能起到一定效果。

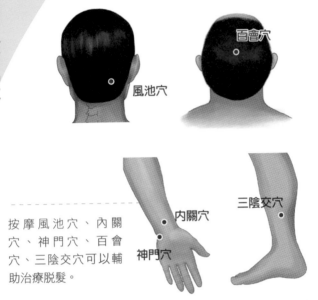

百會穴

風池穴

三陰交穴

內關穴

神門穴

按摩風池穴、內關穴、神門穴、百會穴、三陰交穴可以輔助治療脫髮。

脫髮的患者，為了防止脫髮加重，治療的同時一定要注意調攝和預防。在精神上，應避免不良刺激，不可焦慮憂愁，宜心情舒暢，思想開朗，保持充足的睡眠，並須知本症難獲速效，要持之以恆，堅持治療，不可半途而廢。

在飲食上，應限制高脂肪食物的攝入，如肥肉、豬油等，少吃糖類食物，少喝濃茶，少吃辣椒、生蒜等刺激性食物，宜多吃蔬菜、水果、豆類及蛋白質較多的食物。

不宜洗頭過勤，不宜用鹼性洗髮液，選用硼酸皂或硫黃皂洗頭為佳，不宜水溫過熱或過冷，水溫以接近體溫較為適宜，洗頭次數一般每週一～二次便可。

平時應避免強力搔抓及梳篦等機械刺激，頭皮要多曬太陽，並經常用手按摩患處。

| 鬚髮早白 | 填補腎精，讓黑髮源源不斷長出來

中醫認為：「有諸內，必形諸外。」任何一種病理現象都可以找到其內在的原因。人年老之後，出現白頭髮是正常的，但是為什麼有些年輕人也會出現白頭髮呢？年輕人出現白頭髮和腎精虧虛有一定的關係。

中醫認為精血是可以相互化生的，也就是說腎精可以化血，而血可以轉變成腎精。血和頭髮的關係非常密切，這是因為髮為血之餘，髮的生機源於血。血液的充盈狀況對頭髮的影響很大，因此從表面上看決定頭髮狀況的是血，但從根本上看決定頭髮狀況的是腎。若腎精虧虛，精血不能互生，頭髮得不到滋養，人就會出現白髮、脫髮等問題。

腎精虛衰除了會導致白髮早生外，還會加速一個人的衰老。因此，養髮護髮應從養腎入手。

鬚髮早白有腎氣陰兩虛證和腎精虧虛證兩種證型，大家可以在醫生的指導下對症治療。

腎氣陰兩虛證型的鬚髮早白，多發生於中青年人，或者生活過於勞累、工作壓力過大的人。常見有少許頭髮根發白，兼有少許頭髮脫落，頭髮纖細暗淡，或者脆弱易斷。人同時伴有盜汗、怕冷、頭昏眼花、腰膝痠軟、神疲乏力等症狀。

治療腎氣陰兩虛證型的鬚髮早白，可以選用方劑**知柏地黃丸合生脈飲**治療。其組方為：黃芪 10 克、西洋參 10 克、白朮 15 克、知母 10 克、黃柏 10 克、麥冬 30 克、懷牛膝 30 克、熟地黃 15 克、山茱萸 10 克、山藥 30 克、澤瀉 10 克、茯苓 15 克、丹皮 10 克。水煎服，每日一劑，日服二次。也可選用中成藥知柏地黃丸或生脈飲治療，參照說明書或遵醫囑使用。

腎精虧虛證型的鬚髮早白，多發生於中老年人，或者是大病久病之人。常見頭髮花白漸至全部白髮，兼有稀疏脫落，頭髮纖細無光澤，或脆弱易斷。人同時伴有頭昏眼花、耳鳴耳聾、腰膝痠軟等症狀。

治療腎精虧虛證型的鬚髮早白，可選用方劑**七寶美髯丹**治療。其組方為：炒白芍、當歸、茯苓、甘草、懷牛膝各 10 克，製何首烏、熟地黃、

枸杞子、菟絲子、補骨脂、龜甲、巴戟天、肉蓯蓉各 15 克。用水煎服，每天服二次。也可選用中成藥七寶美髯丹治療，參照說明書或遵醫囑使用。

不願吃藥的朋友，也可以採用食療的方法，效果也很不錯。我介紹幾個食療方，大家可以試試。

地黃杜杞烏髮粥：生地黃、黃精、枸杞子各 10 克，黃芪、杜仲、製何首烏、蓮子各 15 克，粳米 30 克。先將上述中藥煎水去渣取汁，再用藥汁煮粳米粥，再配冰糖食用，每日一次。

首烏參杞百果粥：西洋參、百合各 10 克、枸杞子 15 克、腰果 25 克、製何首烏 30 克、粳米 200 克，冰糖適量。將上述食材放在鍋內，加水 500 克，用文火煮熟即可，每日一次。

歸杜圓杞桑芝飲：當歸身、枸杞子、黑芝麻各 10 克，紅棗 10 枚，杜仲 15 克，桂圓肉、桑葚各 30 克。把上述中藥用水適量

氣海穴

關元穴

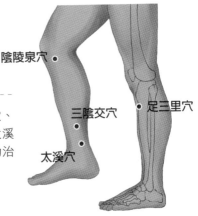

陰陵泉穴

三陰交穴　足三里穴

太溪穴

按摩足三里穴、氣海穴、關元穴、三陰交穴、太溪穴、陰陵泉穴可以輔助治療鬚髮早白。

煎煮，每天早、晚各服一次。

　　鬚髮早白的人，也可以按摩穴位，可選用足三里穴、氣海穴、關元穴、三陰交穴、太溪穴、陰陵泉穴中的幾個隨機按摩，每次每個穴位按摩三～五分鐘，長期堅持效果很好。

　　鬚髮早白者平時應加強體育鍛鍊，充分休息，保持心情樂觀，飲食上適當食用豬肝、牛肝、肉類、蛋類、番茄等含有豐富 B 群維生素的食物。

｜視力減退｜找準證型好明目

　　中醫認為，人的視力與肝腎有著非常密切的關係。腎為先天之本，主骨生髓，而腦為髓海，人到老年，機體功能逐漸衰退，腎精虧虛，就會出現視力減退的現象。正如《靈樞・海論》說「髓海有餘，則輕勁多力，自過其度；髓海不足，則腦轉耳鳴，脛酸眩冒，目無所見，懈怠安臥」。

　　中醫將視力減退分為**腎氣陰兩虛、腎精虧虛和腎陽不足三種證型**。

　　若視力減退是腎氣陰兩虛證型的，患者除了會有視力減退、眼乾澀不適等眼部症狀外，還會有頭昏健忘、耳鳴耳聾、腰膝痠痛、失眠多夢、夜間口乾等諸多症狀，治療宜補腎益氣，滋陰明目。方藥可選**杞菊地黃丸合生脈飲**。其組方為山萸肉、澤瀉、茯苓、丹皮、枸杞子、菊花、西洋參、五味子、麥冬、甘草各 10 克，玉竹 15 克，懷山藥 20 克，熟地黃 25 克，石斛 30 克。水煎服，每日一劑，日服二次。也可選用中成藥杞菊地黃丸治療，可參照說明書或遵醫囑使用。

　　若視力減退是腎精虧虛證型的，多同時伴有智力低下、早衰、髮脫齒搖、健忘呆鈍等症，男子兼有精少不育、女子兼有經閉不孕等症。

治療宜補腎養血，填精明目。方藥可選駐景丸。其組方為：鹿茸 5 克，五味子、甘草、紫河車、三七粉、菟蔚子、枸杞子、木瓜各 10 克，黃精、山茱萸、熟地黃各 15 克，菟絲子、楮實子各 20 克，懷山藥、石斛各 30 克。水煎服，每日1劑，日服二次。也可選用中成藥**駐景丸**治療，可參照說明書或遵醫囑使用。

若視力減退是腎陽不足證型的，患者白天的時候看東西也不是很清楚，到了晚上即使月光比較明亮也基本上也看不清東西。此外，患者還會有面色白而無華、形寒肢冷、神疲乏力、夜間小便多等症狀。治療宜溫補腎陽，養血明目。可選方藥右歸丸。其組方為肉桂 5 克，山萸肉、當歸、製附子（先煎）各 10 克，麥冬、懷牛膝各 15 克，熟地黃、山藥、枸杞子、鹿角膠（烊化）、菟絲子、杜仲各 20 克，石斛 30 克。水煎服，每日 1 劑，日服二次。也可選用中成藥**右歸丸**治療，可參照說明書或遵醫囑使用。

視力減退除了根據不同的證候選擇對症的方藥進行治療外，還可以選擇不同的藥膳進行食療。下面我給大家介紹幾款可以改善視力的藥膳。

圓目玉睛粥：高麗參、黃精、玉竹、核桃仁各 10 克，枸杞子 15 克，用冷開水浸泡半小時後煎藥取汁，然後將藥汁與粳米一同煮粥食用。

補腎明目怡神粥：高麗參、紅糖各 10 克，杜仲、枸杞子、石斛、牡蠣各 15 克，炙黃芪 30 克，粳米 150 克，將上述中藥用冷開水浸泡半小時後煎藥取汁，然後將藥汁與粳米放入鍋內煮粥，粥成後加紅糖食用。

參芪斛杞亮睛湯：西洋參、紅棗各 10 克，石斛、黃芪、桑葚各 15 克，懷山藥 30 克，瘦肉 300 克，將上述原料入鍋燉湯喝，每日一次。

預防和輔助治療視力減退，穴位按摩效果也不錯，你可以選用**足臨**

泣穴、**太陽穴**、**睛明穴**、**風池穴**、**合谷穴**、**光明穴**中的一個或者幾個經常按摩，一般每個穴位每次按摩三～五分鐘，經常堅持，視力會慢慢改善。

預防視力減退，平時在日常生活中我們還應做到以下幾點：順應四時，防止外邪侵襲；調和情志，避免臟腑受損；勞逸適度，愛護目力；調和飲食，力戒煙酒；最為重要的一點就是要防止外傷損目，預防傳染性疾病。

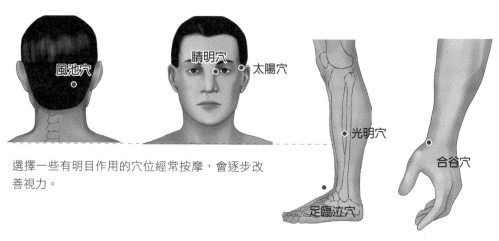

選擇一些有明目作用的穴位經常按摩，會逐步改善視力。

｜耳鳴、耳聾｜腎精足則聽覺聰敏

有一位老大爺，退休之前聽力還算是比較好的，可是退休之後，聽力一天不如一天，耳朵裡面總是有響聲，但事實上這種聲音是不存在的。後來去看西醫，西醫說是濕疹導致的，給開了點兒藥。但服用一段時間，治療效果不是很明顯，於是來找我診治。我看過之後，認為是腎虛所致，就採用中藥加上針灸的辦法對其進行治療，堅持三個月，他的聽力得到了明顯改善。

有的朋友可能會問，耳鳴、耳聾應該是耳朵自身出現了問題，怎麼

又跟腎扯上關係了呢？前面講過，腎為人的先天之本，腎陰腎陽是全身各個器官的陰陽之本，如果腎虛了，全身器官的「能源」供應就跟不上，自然各個器官的功能就會下降。再說，我們身體上的五官九竅都和不同的臟腑有著密切的聯繫，像耳朵和腎就有著緊密的聯繫，《素問‧陰陽應像大論》中提到腎「在竅為耳」，《靈樞‧脈度》也指出：「腎氣通於耳，腎和則耳能聞五音矣。」耳為腎之官，腎精足則聽覺聰靈，腎精虛則兩耳失聰。

所以說，耳鳴、耳聾大多是由腎精虧虛或是腎氣虧虛導致的。中醫將耳鳴、耳聾分為**腎精虧虛證**和**腎氣陰兩虛證**兩種證型。辨證施治方能取得良好的效果。

腎精虧虛證型的耳鳴、耳聾主要表現為耳鳴如蟬，晝夜不息，安靜時尤甚，聽力逐漸下降，同時還伴有失眠眩暈、髮脫齒搖、腰膝痠軟、口乾咽燥、夜尿頻多等症狀。治療時宜補腎益精，滋陰潛陽。方藥可選**耳聾左慈丸**。其組方為：熟地黃、磁石、山藥各 12 克，茯苓、丹皮、澤瀉、五味子各 10 克，山萸肉、懷牛膝各 15 克。水煎服，每日一劑，日服二次。也可選用中成藥耳聾左磁丸治療，參照說明書或遵醫囑使用。

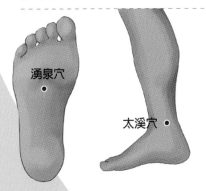

湧泉穴、太溪穴是補腎的要穴，治療耳鳴、耳聾效果不錯。

湧泉穴

太溪穴

腎氣陰兩虛證型的耳鳴、耳聾主要表現為耳內常聞蟬鳴之聲，由微漸重，以致聽力下降，伴虛煩失眠、頭暈目眩、腰膝痠軟、遺精早洩、手足心熱、盜汗怕冷、食欲不振等症。治療時宜補腎滋陰，益氣通竅。方藥可選知**柏地黃丸合生脈飲**加減。其組方為：黃芪、西洋參、丹皮、知母、澤瀉、

山茱萸、黃柏各 10 克，麥冬、山藥、懷牛膝各 30 克，熟地黃、白朮、茯苓各 15 克。水煎服，每日一劑，日服二次。也可選用中成藥知柏地黃丸合生脈飲治療，參照說明書或遵醫囑使用。

不論是哪種證型的耳鳴、耳聾，治療的根源就在於補腎，除了選用方藥外，還可進行穴位按摩，如**湧泉穴、太溪穴**都是補腎的要穴，對於治療耳鳴、耳聾自然也會有效，每天按揉兩側的太溪、湧泉穴三～五分鐘，長期堅持，聽力便會得到改善。

保護聽力可多吃新鮮綠葉蔬菜和黑芝麻、核桃、花生等。同時，應注重修身養性，不動肝火。還應積極參加體育鍛鍊，強化心血管功能。日常生活中，不要挖耳朵。如果因為耳鳴而夜不能寐，可以在睡前用熱水洗腳，這樣能起到引火歸原的作用，同時忌飲咖啡、可可、濃茶、酒品等有刺激性飲料。

| 虛喘 | 腎主攝納則呼吸通暢

虛喘大家都不陌生，那種呼吸困難、氣喘吁吁的感覺，讓旁邊的人看了也跟著著急，恨不得幫他大喘一口氣。我小時候有一個特別好的玩伴，就是先天性哮喘。別的小夥伴奔跑一大圈下來，臉不紅、氣不喘，可他稍微活動一下就跟剛做完長跑衝刺似的，上氣不接下氣，那個難受勁就別提了。

喘證的原因比較多，如外感風寒或風熱之邪、情志不暢、久病體虛等。此外，腎虛也會導致哮喘。肺有主呼吸的功能，可是呼吸的深度是由腎決定的。若是腎功能出現問題了，腎失攝納功能，吸進來的氣沉不下去，就會出現呼吸困難的情況。

腎氣虛和腎陽虛都會導致虛喘。虛喘若是由腎陽虛導致的話，患者

會有氣不夠用、畏寒怕冷、喉有鼾聲、易感冒、自汗等症狀。治療腎陽虛導致的虛喘可從溫補腎陽入手。腎陽虛喘患者可選方藥**右歸丸**加減。其組方為：肉桂 3 克，鹿茸、山茱萸、丹皮、附子（先煎）、懷牛膝、白芍、高麗參各 10 克，茯苓、熟地黃、澤瀉、懷山藥、菟絲子、白朮各 15 克。水煎服，每日 1 劑，日服二次。也可選用中成藥右歸丸或**金匱腎氣丸**治療，參照說明書或遵醫囑使用。

若虛喘是由腎氣虛導致的話，患者會有氣息短促、呼多吸少、氣不夠用、動則喘息加重的症狀。腎氣虛喘患者可以服用方藥**金匱腎氣丸合參蛤散**。其組方為：製附子（先煎）、肉桂、黃芪、西洋參、知母、黃柏、澤瀉、丹皮、山茱萸各 10 克，麥冬、懷牛膝、山藥各 30 克，白朮、熟地黃、茯苓各 15 克。水煎服，每日一劑，日服二次。也可選用中成藥**蛤蚧定喘丸**或**固本定喘丸**治療，參照說明書或遵醫囑使用。

腎虛導致的虛喘患者除了服藥進行調理外，還應注意飲食。宜常吃具有補肺氣、固腎氣、益精氣作用的食品，如紅棗、核桃、栗子、花生、銀耳、蜂乳、黨參、太子參、牛肉、牛奶、芝麻、燕窩、豬肺等。也可以選擇一些藥膳進行調理，下面我介紹幾種供大家參考。

補腎益氣三仁粥：杏仁 10 克、西洋參 10 克、白果仁 10 克、核桃 15 克、生薏苡仁 30 克、粳米 50 克，共熬成粥，加冰糖適量，早、晚各服一次，適用於腎虛氣喘、痰多胸悶者。

白果腰核陳杏粥：白果 10 克、陳皮 10 克、杏仁（去皮）10 克，研細，水煎去渣留汁，加粳米 50 克、腰果 15 克、核桃 15 克，冰糖適量，加水煮粥，每日二次溫熱食。

蜜餞參杞三仁：炒甜杏仁 250 克、白果仁 100 克，水煮 1 小時，加核桃仁 250 克，收汁，將乾鍋時，加西洋參 100 克、枸杞子 100 克、

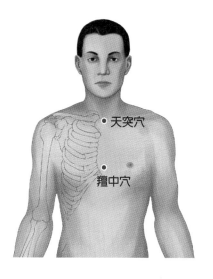
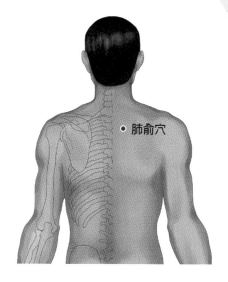

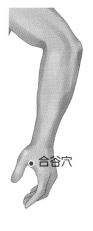
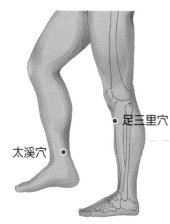

按摩膻中穴、肺俞穴、天突穴、太溪穴、足三里穴、合谷穴能起到輔助治療虛喘的作用。

蜂蜜 500 克,攪勻煮沸即可。

穴位按摩也能起到一定的輔助治療作用,可以選擇**膻中穴、肺俞穴、天突穴、太溪穴、足三里穴、合谷穴**中的一個或幾個,方便的時候按揉按揉,每次每個穴位三~五分鐘。

虛喘者在日常生活中應加強體育鍛鍊。體育鍛鍊在各個季節都應進行,不過在秋冬進行鍛鍊的時候,最好選擇室內可以進行的活動。

|洩瀉|多種方法治療腎虛引起的洩瀉

古人將**大便溏薄者稱為「洩」，大便如水注者稱為「瀉」**。在生活中，腹瀉的經歷幾乎每一個人都曾有過，其痛苦和煩惱也是不言自明的。曾有一位患者在文章中寫道：肚子很痛，一天主要的工作就是跑廁所。為了減少上廁所的次數，不敢吃東西。本以為這樣就沒事了，可是一天照樣跑好幾次廁所。因為每天要跑很多次廁所，不但身體會覺得虛脫無力，整個人的精神也會受到影響，無法安心於工作和學習，而且這種焦躁還會使身邊的人感到不愉快。如果是在外出時，頻繁地跑廁所不但有諸多不便，有時甚至還會造成難以想像的尷尬。

洩瀉的原因比較多，比如脾胃功能出現問題、濕邪入侵等。在這裡，我主要給大家講一講因腎虛導致的洩瀉的治療。腎虛導致的洩瀉一般為慢性洩瀉，所以這種洩瀉有如下特點：發病比較緩慢，不像急性洩瀉那樣來得快去得也快；另外就是病程比較長久。如果患者洩瀉並有以上症狀的話，那麼很有可能是腎虛導致的。

中醫根據腎虛洩瀉所表現的不同症狀將其**分為腎氣陰兩虛證和腎陽虛衰證兩種證型。**

腎氣陰兩虛證型的洩瀉主要表現為形體消瘦、面黃肌瘦、精神委靡、肢體倦怠、手足心熱、不思飲食、食後洩瀉。宜以補腎滋陰，益氣止瀉為原則進行治療。方藥可選**六味地黃丸合參苓白朮散**加減。其組方為：桔梗 5 克、甘草 5 克、山茱萸 10 克、澤瀉 10 克、砂仁 10 克、黨參 15 克、茯苓 15 克、白朮 15 克、懷山藥 15 克、扁豆 15 克、蓮子肉 15 克、生薏苡仁 15 克。水煎服，每日一劑，日服二次。也可選用中成藥六味地黃丸合參苓白朮散治療，參照說明書或遵醫囑使用。

腎陽虛衰證型的洩瀉主要表現為黎明洩瀉，腹中雷鳴，臍部疼痛，

痛連腰背，肢冷膝寒，久而不癒。治療時宜溫腎壯陽，固澀止瀉。方藥可選**四神丸**加減。其組方為：吳茱萸 5 克、炮薑 6 克、蓮子 10 克、五味子 10 克、白朮 12 克、補骨脂 15 克、肉荳蔻 15 克、懷山藥 15 克、茯苓 15 克、杜仲 15 克。水煎服，每日一劑，日服二次。畏寒肢冷明顯者，可加附子（先煎）9 克、乾薑 6 克，以溫陽散寒；久瀉不止、中氣下陷者，可加黃芪 15 克、黨參 12 克、訶子肉 9 克、赤石脂 9 克，以益氣健脾，固澀止瀉。也可選用中成藥四神丸治療，參照說明書或遵醫囑使用。

還可以使用穴位輔助治療。可以選用**神闕穴、天樞穴、公孫穴、足三里穴、太溪穴、中脘穴**中的一個或者幾個，方便的時候多按揉按揉。

洩瀉患者除了進行藥物和穴位治療外，在飲食上應以營養豐富、易消化為原則。多選用具有補中益氣功能的食品，如胡桃、山藥、動物腎臟等，並可加胡椒、薑等調味品，既可增加食慾，又能除濕寒。如

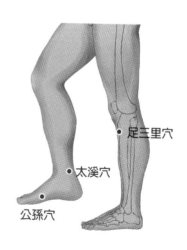

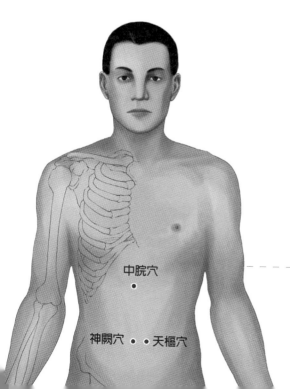

按摩神闕穴、天樞穴、公孫穴、足三里穴、太溪穴、中脘穴可以輔助治療洩瀉。

果不喜歡用藥物治療的話，也可以從下面的藥膳方中選擇中意的藥膳進行調理。

參芪山藥魚湯：鯉魚1條（約250克）、高麗參10克、懷山藥20克、黃芪30克、生薑15克，加適量調料一同煮湯。

羊肉栗子芪苓煲粥：羊肉100克、茯苓15克、生薑15克、黃芪30克、栗子肉50克、大米200克，同煮，加油鹽調味食用。

荔枝懷山蓮子粥：蓮子10克、高麗參10克、生薑10克、懷山藥15克、乾荔枝肉50克、大米100克，共煮粥食用。

參杜白果苡米粥：白果仁10克、高麗參10克、杜仲15克、生薏苡仁60克，加水適量煮爛，加紅糖調味服用。

白果蒸雞蛋：將雞蛋1顆開一小孔，放入白果仁5克，用紙貼封小孔，放碟中隔水蒸熟，內服雞蛋。每日一次，連服數次。對小兒虛寒腹瀉效果很好。

有洩瀉問題的人，應根據病情和自己的體力，適當多起床活動，進行鍛鍊。患者還應多曬曬太陽。最好找個安靜、光線也比較好的地方。曬太陽的過程中，要將身心放鬆下來，這樣對身體健康是非常有好處的。

| 腰痛 | 腎精充足，腰脊就強壯有力

腰痛是一種常見病症，有的是腰部一側疼痛，有的是腰部兩側同時疼痛，有的是腰部正中疼痛。腰痛多由腰部受損、氣血運行失調、腎虛腰府失養等引起，病因有很多種，比如由於長期站立工作（理髮、銷售等工作）導致腰肌勞損，泌尿系統感染、受涼、腰椎病變等。唐代名醫孫思邈在《備急千金方》裡說：「凡腰痛有五：一曰少陰，少陰腎也。十月萬物陽氣皆衰，是以腰痛。二曰風痹，風寒著腰，是以

腰痛。三曰腎虛，役用傷腎，是以腰痛。四曰墜腰，墜墮傷腰，是以腰痛。五曰取寒眠地，為地氣所傷，是以腰痛。痛下止，引牽腰脊，皆痛。」他把腎陰虛、陽氣衰弱、風寒、過勞、外傷等作為腰痛的主要病因，從現代醫學角度看也是比較全面的。

中醫認為「**腰為腎之府**」，腎的位置在腰部，腰部是腎的精氣所覆蓋的區域。腎精充足，腰脊就強壯有力；腎精不足，腰脊就容易受到傷害。腎陽是一身陽氣之本，相當於身體裡的小太陽，如果腎陽虛衰，腰部經脈缺少這個小太陽的溫煦、濡養，腰部就會出現冷痛。腎陰是一身陰液之本，相當於身體裡的水源地，腎陰虛衰，腰部經脈失於濡養，可導致腰膝痠軟無力。

腎虛導致的腰痛有腎虛寒濕證和腎氣陰虛證兩種證型，大家可以辨證施治。

腎虛寒濕證型的腰痛，以腰部冷痛為主，伴有腰部轉動不便，躺著不動疼痛也不能減輕，陰雨天疼痛加重。這種證型的腰痛，治療時宜補腎散寒，溫通經絡。如果用方藥治療的話可選**右歸丸合甘薑苓術湯**加減。其組方為：肉桂 5 克、鹿茸 10 克、炙甘草 10 克、製附子（先煎）10 克、乾薑 12 克、白朮 15 克、杜仲 15 克、懷牛膝 15 克、枸杞子 15 克、獨活 15 克、茯苓 20 克、狗脊 20 克。水煎服，每日一劑，日服二次。也可選用中成藥**右歸丸合獨活寄生丸**治療，參照說明書或遵醫囑使用。

不喜歡吃藥的朋友也可以選擇食療，**胡椒根蛇肉煲**對於治療腎虛寒濕證型的腰痛較為有效。用胡椒根 50 克，蛇肉 250 克，共煲湯，調味服食即可。

由腎精虧損所致的腎氣陰虛型腰痛，主要表現為腰痛而痠軟，患者往往喜歡按揉疼痛處，足膝無力，若是勞累的話腰痛的症狀就會加重。

對於這種腎虛導致的腰痛，治療時宜滋腎益氣，緩急止痛。用方藥治療可選**左歸丸**加減。其組方為：白朮 10 克、澤瀉 10 克、山茱萸 l0 克、枸杞子 15 克、菟絲子 15 克、茯苓 15 克、懷牛膝 15 克、丹皮 12 克、桑寄生 30 克、龜甲（先煎）30 克、熟地黃 20 克、山藥 30 克。水煎服，每日一劑，日服二次。也可選用中成藥**左歸丸加壯腰補腎丸**治療，可參照說明書或遵醫囑使用。

針對腎虛引起的腰痛，大家也可以選用以下穴位治療：**腎俞穴、命門穴、委中穴、承山穴、崑崙穴、秩邊穴**。可以在方便的時候選擇上述穴位中的一個或者數個簡易按摩，一般每個穴位每次按摩三～五分鐘便可。長期堅持，能起到一定的輔助治療作用。

食療也是不錯的選擇，大家可以參考下面的幾個食療方輔助治病。

杜杞煲豬腰：淨豬腰 2 個、杜仲 30 克、枸杞子 30 克，加適量水及薑、蒜、鹽共煲湯服用，對腎氣陰虛型腰痛尤為有效。

核韭炒腰花：豬腎 1 個，核桃仁 30 克，韭菜 100 克。將豬腎洗淨切好，用開水浸泡二小時，將核桃仁和韭菜洗淨切碎，然後將上述食材同炒，酌情加入黃酒、生薑、食鹽等調料後食用。

蓮杜百合燉羊脊骨：羊脊骨 500 克、蓮子 20 克、百合 20 克、杜仲 30 克。將蓮子、百合洗淨，羊脊

命門穴 腎俞穴

秩邊穴

委中穴

承山穴

崑崙穴

按摩腎俞穴、命門穴、委中穴、承山穴、崑崙穴、秩邊穴可以輔助治療腎虛引起的腰痛。

骨洗淨切好，放入鍋中用急火煮開，改文火煮三十分鐘，再加入生薑、黃酒、蔥花等，隔水清燉三十分鐘後即可食用。

當然，治療腰痛的驗方也好，食療也好，雖然都有不錯的效果，但任何疾病都是治不如防。只有早預防多重視，才能使身體健康無憂。預防腰痛最好從下面的小細節入手：保持正確的坐姿，避免淋雨，不要坐在潮濕的地面上，避免房事及勞累過度。

｜便秘｜找準病因，對症治療腎虛引起的便秘

便秘的病因很複雜，中醫認為便秘主要是由氣機郁滯、燥熱內結、津液不足、脾胃虛寒所引起的。生活中我們常常見到容易患便秘的幾類人：有的人進食辛辣厚味、溫補食品過多，導致陽盛灼陰，傷津而便秘；有的人多愁善感，情志不舒，或者久坐少動，導致氣機郁滯而便秘；有的人年老體衰，氣血兩虛，或者脾胃內傷，飲水量少，導致津液不足而便秘；有的人年高久病，腎陽或者脾陽虛損，導致脾腎陽衰而便秘。預防和治療便秘，大家可以針對不同的症候表現對症治療。

引起便秘的原因有很多，腎虛只是其中的一個病因，所以，如果你的便秘問題是由腎虛引起的，可以參考下文輔助治療。腎虛引起的便秘**有腎氣虛證、腎陰虛證、腎陽虛證三種證型**。

腎氣虛導致的便秘症狀為：有便意，但是如廁之後排便卻比較困難。在用力排便的過程中，會有汗出氣短的表現。排便之後，身體會比較疲勞。這種類型的便秘，可以選用**方藥濟川煎**治療，其組方為：肉蓯蓉 15 克、懷牛膝 15 克、黃芪 15 克、巴戟天 15 克、當歸 12 克、升麻 10 克、玄參 10 克、麥冬 10 克、炙甘草 6 克、肉桂 5 克。水煎服，每日一劑，日服二次。也可選用中成藥**肉蓯蓉通便口服液合生脈飲**治療，

可參照說明書或遵醫囑使用。

　　腎陰虛引起的便秘主要表現為：大便乾結，努掙難下，面色萎黃無華，頭暈目眩，心悸失眠，潮熱盜汗，腰膝痠軟，耳鳴，舌淡苔少，脈細數。治療時宜補腎滋陰，潤腸通便。方藥可選**六味地黃丸合潤腸丸**加減。其組方為：熟地黃 15 克、懷山藥 15 克、肉蓯蓉 15 克、懷牛膝 15 克、茯苓 10 克、當歸 10 克、桃仁 10 克、枳殼 10 克、生地黃 10 克、山茱萸 10 克、火麻仁 30 克、何首烏 20 克、甘草 10 克。水煎服，每日一劑，日服二次。也可選用中成藥**六味地黃丸合麻仁潤腸丸**治療，可參照說明書或遵醫囑使用。

　　若便秘是由腎陽虛衰所導致的，患者除了大便不暢之外，還會有腹部冷痛、手腳冰涼、腰膝痠軟等症狀。方藥可選金匱腎氣丸合增液湯。其組方為：熟地黃 15 克，懷山藥 15 克，茯苓 15 克，澤瀉 15 克，白朮 15 克，山茱萸 10 克，丹皮 10 克，製附子（先煎）10 克，肉桂 3 克，火麻仁 30 克，懷牛膝 10 克，玄參 10 克，麥冬 10 克，黃芪 20 克，陳皮 10 克，當歸 12 克，炙甘草 6 克，生薑 3 片。水煎服，每日一劑，日服二次。也可選用中成藥**金匱腎氣丸合麻子仁丸**治療，可參照說明書或遵醫囑使用。

　　治療腎虛所致的便秘，除了像上面介紹的辨證用藥施治外，也可以用食物調理。熟香蕉、核桃仁、地瓜、蘋果都是很好的潤腸通便之品。當然還可以選用一些藥材做成美味的藥膳，既飽了口福，又能起到調理便秘的作用。下面我介紹幾款食療方，大家不妨試一試。

　　杞芪玉竹煲兔肉：枸杞子 15 克，黃芪、玉竹各 30 克，兔肉 250 克，加水煮熟，薑、蒜、鹽調味服食。

　　巴肉首烏歸棗粥：巴戟天 10 克、當歸 10 克、紅棗 10 枚、肉蓯蓉

15克、冰糖20克、製何首烏30克、粳米250克。先將中藥水煎取藥汁，再與紅棗、粳米共煮成粥，加入冰糖，溶化後服食。適用於腎陰虛便秘。

參杞圓冰銀耳大棗湯：西洋參10克、大棗10克、枸杞子15克、龍眼肉15克、冰糖20克、銀耳30克，隔水燉一小時後服食。

懷山百合湯：懷山藥50克、百合50克，加水煮至熟透，加蜂蜜適量服食。

首烏鎖陽紅棗粥：製何首烏20克、鎖陽10克、大米100克、紅棗10枚，紅糖適量。製何首烏、鎖陽先煎水取汁，再加大米、紅棗煮粥。適合腎陽虛便秘者。

有些穴位也有很好的治療便秘的功能，比如**足三里穴、太溪穴、照海穴、支溝穴、天樞穴**等，經常採用按摩等方法刺激一下上述幾個穴位，能起到一定的輔助治療作用。

經常參加體育鍛鍊能改善胃腸蠕動，提高腹部和會陰部肌肉的肌力，也有利於保持大便通暢。此外，還應養成定時排便的好習慣。每天晨起或早飯後或睡前按時解大便，到時不管有無便意都要按時去廁所，逐步養成定時排便的習慣。應保持樂觀的心態，精神緊張、焦慮等不良情緒會引起便秘，有便秘者還會加重症狀。飲食上應多吃一些富含維生素的食物，如水果、糙米、芹菜、韭菜、玉米等。

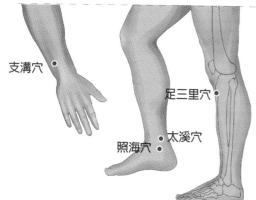

按摩足三里穴、太溪穴、照海穴、支溝穴、天樞穴等穴位可以輔助治療便秘。

支溝穴

足三里穴

照海穴　太溪穴

天樞穴

235

| 陽痿 | 辨證治療腎虛所致的陽痿

陽痿是指在有性慾要求時，陰莖不能勃起或勃起不堅，或者雖然有勃起且有一定程度的硬度，但不能保持性交的足夠時間，因而妨礙性交或不能完成性交。

引起陽痿的原因很多，一是**精神方面**的因素，如夫妻間感情冷漠、心中充滿恐懼等。二是**生理方面**的原因，是腎的生理功能出現問題所導致的。前文介紹腎在生命中的意義的時候，我介紹了腎的一個功能——主性和生殖。腎好，人的性功能才有基礎。腎虛引起的陽痿主要**有腎氣陰兩虛型和腎陽虛衰型兩種證型**。

腎氣陰兩虛型的陽痿，主要表現為陰莖不能勃起或勃起而不堅，伴有頭暈健忘、耳鳴失聰、腰膝痠軟、神疲乏力、短氣自汗、盜汗、手足心熱等症狀。治療時宜滋腎陰，益腎氣，降腎火。可選用方藥**知柏地黃湯**治療。其組方為：知母 10 克、黃柏 15 克、山茱萸 12 克、熟地黃 15 克、澤瀉 15 克、丹皮 15 克、懷山藥 30 克、桑螵蛸 12 克、補骨脂 15 克、茯苓 18 克、西洋參 10 克、枸杞子 20 克、巴戟天 20 克。水煎服，每口一劑，日服二次。若陰莖疲弱、腰膝痠軟而痛者，加蜈蚣 2 條、狗脊 12 克、杜仲 12 克；自汗者，加麥冬 10 克、浮小麥 15 克、黃芪 30 克；頭暈健忘、失眠多夢者，加炒酸棗仁 12 克、夜交藤 15 克。

也可選用中成藥**知柏地黃丸合五子衍宗丸**治療，可參照說明書或遵醫囑使用。

腎陽虛衰型的陽痿，主要表現為陽痿勢重，陰莖痿而不起，伴有腰膝痠痛、眩暈、耳鳴、肢冷畏寒、小便清長、夜尿頻多等症。治療時宜溫腎補虛，補陽振痿。可選方藥為**右歸丸**加減。其組方為：熟地黃30克，山藥、枸杞子、菟絲子、杜仲各20克，山茱萸、當歸各15克，西洋參10克，巴戟天25克，製附子（先煎一小時）、肉桂各10克。水煎服，每日一劑，日服二次。若早洩者，加龍骨30克（先煎）、牡蠣30克（先煎）；腰膝痛甚、小便多者，加金櫻子20克、益智仁10克；脾虛食少、體疲便溏者，加黃芪30克、黨參20克、白朮10克。也可選用中成藥**右歸丸**或**金匱腎氣丸**治療，可參照說明書或遵醫囑使用。

還有一些食療的方法也可以選擇。

歸蓉羊肉湯：當歸20克、肉蓯蓉20克、精羊肉125克、大米500克，將上述兩味中藥洗淨切片，將精羊肉洗淨切碎，一同煮粥食用。

蝦肉炒韭菜：鮮蝦肉100克、豬腎200克、大米500克。鮮蝦肉用開水泡軟，豬腎切碎，與大米放入鍋內一同煮粥，加入食鹽等調味品後空腹食用。

有陽痿問題的人，可以適當吃一些壯陽的食物，如羊肉、麻雀肉、牛鞭、核桃等，也可以適當吃一些動物內臟，有利於增強精子活力，提高性慾。一些含鋅食物，如牛肉、雞蛋、牡蠣、花生米、豬肉、雞肉等，也有改善性功能的作用。另外，富含氨基酸的食物，如銀杏、山藥、鱔魚、海參、墨魚、章魚等，也能提升性功能。

也可以利用穴位輔助治療，如**三陰交穴、足三里穴、曲骨穴、大墩穴**等，選擇其中一個或者數個經常按揉，每次每個穴位三～五分鐘，

不用在意手法，經常按摩有利於陽痿問題的改善。

　　有陽痿問題的人，日常生活中應避免長期房事過度，讓大腦中的勃起中樞神經和性器官得到充分的休息。同時，應該積極從事體育鍛鍊，提高身體素質，並做到勞逸結合，適度休息。

| 早洩 | 對症治療腎虛引起的早洩

　　說到早洩，許多人都有疑問。怎麼才算早洩呢？通暢情況下，若是性生活中陰莖尚未插入陰道，或插入後抽動不足十五次，或插入後不到二分鐘就射精，女方尚未達到性滿足者，我們就可以認為其患上了早洩。

　　早洩的原因大體可歸結為兩類，一類是精神因素，一類是身體自身的原因。如擔心懷孕，在性交的過程中心情比較緊張等我們可以將其歸結為精神因素。接著再來瞭解一下身體自身的原因為什麼會導致早洩。中醫認為，臟腑功能虛衰，如心、脾、肝、腎等臟腑的功能失常均會導致早洩。

　　腎虛是早洩的一個重要病因，根據早洩的表現，中醫將其**分為相火亢進、腎氣不固和腎氣陰兩虛三種證型**，治療時宜根據證型辨證施治。

曲骨穴

足三里穴

三陰交穴

大敦穴

按摩三陰交穴、足三里穴、曲骨穴、大敦穴有改善性功能的作用。

相火亢進證型的早洩主要表現為性慾亢進，觸陰即洩，伴有腰膝痠軟、目眩頭暈、目赤耳鳴、五心煩熱、面部烘熱、口苦咽乾等症。治療宜補腎滋陰，降火固洩。治療方藥可選**知柏地黃湯**加減。其組方為：山茱萸 10 克、丹皮 10 克、澤瀉 10 克、熟地黃 15 克、茯苓 15 克、黃柏 9 克、知母 9 克、金櫻子 15 克、山藥 30 克、龍骨 30 克、牡蠣（先煎）30 克。水煎服，每日一劑，日服二次。也可選用中成藥**知柏地黃丸**治療，可參照說明書或遵醫囑使用。

腎氣不固證型的早洩主要表現為性慾減退，觸陰即洩，不能持久，並伴有面色晦暗、腰膝痠痛、小腹拘急、大便稀溏、小便頻數、溺後餘瀝等症。治療宜補腎壯陽，益氣固洩。治療方藥可選**金匱腎氣丸**加減。其組方為：山茱萸 10 克、澤瀉 10 克、丹皮 10 克、肉桂 9 克、製附片（先煎）9 克、熟地黃 15 克、巴戟天 20 克、沙苑蒺藜 20 克、山藥 30 克、生龍骨 30 克、生牡蠣（先煎）30 克。水煎服，每日一劑，日服二次。也可選用中成藥**金鎖固精丸**治療，可參照說明書或遵醫囑使用。

腎氣陰兩虛證型的早洩主要表現為陰莖勃起不堅，觸陰即洩，腰膝痠軟，並伴有少寐健忘、頭暈目眩、耳鳴耳聾、潮熱盜汗、手足心熱等症。治療宜滋腎養陰，益氣固洩。方藥可選**生脈飲合六味地黃丸**加減。其組方為：山茱萸 10 克、澤瀉 10 克、五味子 10 克、西洋參 10 克、丹皮 10 克、茯苓 15 克、熟地黃 15 克、山藥 30 克、麥冬 30 克、黃芪 30 克、烏梅肉 30 克、金櫻子 15 克。水煎服，每日一劑，日服二次。也可選用中成藥生脈飲加六味地黃丸治療，可參照說明書或遵醫囑使用。

治療早洩除了服用方藥外，不怕麻煩的朋友還可以試一下藥浴。下面就給大家介紹一種用**藥浴**治療早洩的方法：準備芡實、五倍子各 15

克，生壯蠣、生龍骨各 25 克，金櫻子 10 克。將上述藥物用水煎熬半小時，濾取藥液，加適量溫水放入盆內，趁熱熏洗陰部，待藥稍涼後浸洗龜頭和陰莖。每晚一次，二十天為一個療程。

食療也是輔助治療早洩的好方法。

蝦鰍燉豆腐：鮮海蝦 100 克、泥鰍 500 克、豆腐 250 克。將泥鰍去除內臟洗淨切好，加少許食鹽等調料炒至七成熟，再放入海蝦、豆腐，燉熟後食用。

懷山圓肉蓯蓉燉甲魚：懷山藥 50 克、桂圓肉 20 克、肉蓯蓉 30 克、甲魚 1 隻。用滾開水燙甲魚，令其排尿後洗淨切好，然後將上述食材放入燉盅內，加入水適量，隔水燉熟，吃肉喝湯，每週一次。

桂圓杞芪液：桂圓肉 200 克、枸杞子 200 克、黃芪 500 克，把上述藥材放入 500 毫升二十五度的紹興黃酒中，密封瓶口放置十五天後飲用，每次十～二十毫升，每日二次。

還可以用按摩的方法輔助治療。

可以選擇**中脘穴、氣海穴、關元穴、中極穴、天樞穴、足三里穴、三陰交穴**等穴位，每次選取上述穴位中的一個或者數個，每個穴位按摩三～五分鐘，不用在意手法，經常按揉，能改善早洩症狀。

中脘穴

天樞穴

氣海穴
關元穴
中極穴

足三里穴

三陰交穴

按摩中脘穴、氣海穴、關元穴、中極穴、天樞穴、足三里穴、三陰交穴可以改善早洩問題。

早洩防勝於治。預防早洩要做到生活有規律，加強體育鍛鍊，如打太極拳、散步、練氣功等均有益於心身健康。此外應節制房事，避免強烈的性慾衝動。

| 男性不育 | 養腎護腎，告別不育並非痴想

「百善孝為先」，而「不孝有三，無後為大」。在中國五千年傳統文化的觀念中，不能生育是一件很對不起先人的事情，雖然現在這種觀念有所改變，但是不育症對於男性來說仍然是一個相當沉重的思想包袱。那麼，到底是什麼原因導致了男性不育呢？

中西醫對男性不育原因的認識是有一定區別的。先來看一下西醫對男性不育的解釋。西醫認為男性不育的主要原因有生殖器官的異常，內分泌紊亂，外源性、機械性損傷和醫源性損傷以及微生物學因素等。

中醫認為，男性不育和身體中的元氣精血不足有關。中醫認為，腎藏精，主生殖和生長發育。腎臟精氣的盛衰直接決定人體的生長、發育及衰老，亦直接影響性功能和生殖功能。腎氣充盛促使「天癸」成熟，在男子則表現為「精氣溢瀉」，能和陰陽而有子。另外，生殖之精雖由腎中精氣所化，但與五臟之精密切相關，所以五臟協調，精氣充盛，藏洩適宜，氣化有度，是維持性功能和生殖功能的重要因素，而五臟失調，精氣衰少，藏洩失宜，氣化障礙均可導致男性不育。根據其證候表現的不同，中醫將男性不育**分為腎陽不足、腎陰虛和腎氣虧虛三種證型**。

腎陽不足證型的不育主要表現為婚久不育，性慾淡漠，陽痿早洩，精氣清冷，精子稀少或死精過多，射精無力，同時還伴有精神委靡、面色蒼白、腰膝痠軟、小便清長、夜尿頻多、畏寒喜溫等症。治療宜

補腎壯陽。方藥可選**生精種子湯**加減。其組方為：五味子 10 克、覆盆子 10 克、車前子 10 克、淫羊藿 15 克、續斷 15 克、巴戟天 15 克、何首烏 15 克、枸杞子 15 克、桑葚 15 克、當歸 15 克、黃芪 30 克。水煎服，每日一劑，日服二次。也可選用中成藥**金匱腎氣丸**或**右歸丸**治療，可參照說明書或遵醫囑使用。

腎陰虛證型的不育主要表現為婚久不育，性慾強烈，性交過頻，精液不化或死精過多，或精子過少，畸形精子過多，同時伴有頭暈耳鳴、五心潮熱、盜汗口乾、腰膝痠軟等症。腎陰虛證型的不育治療時宜滋陰補腎。方藥可選**知柏地黃湯**加減。其組方為：黃柏 10 克、丹皮 10 克、山茱萸 10 克、澤瀉 10 克、知母 12 克、山藥 15 克、茯苓 15 克、丹參 20 克、熟地黃 25 克、海馬 1 對、甘草 5 克。水煎服，每日一劑，日服二次。也可選用中成藥**知柏地黃丸**或**大補陰丸**治療，可參照說明書或遵醫囑使用。

腎氣虧虛證型的不育主要表現為婚久不育，性慾淡漠或陽痿，早洩，精清，精稀，精冷，精少，並伴有頭暈耳鳴、精神疲乏、氣短懶言、納穀不香、腹脹便溏、五更腹瀉、腰膝痠軟、夜尿頻多、畏寒肢冷等症。治療應以溫腎補氣為主。方藥可選**金匱腎氣丸合生脈飲**加減。其組方為：補骨脂 10 克、蓮子 10 克、山茱萸 10 克、五味子 10 克、陳皮 10 克、西洋參 10 克、肉桂 10 克、鹿茸 10 克、麥冬 10 克、肉荳蔻 10 克、茯苓 15 克、砂仁（後下）6 克、炒山藥 15 克、菟絲子 20 克、巴戟天 20 克。水煎服，每日一劑，日服二次。也可選用中成藥**五子衍宗丸**治療，可參照說明書或遵醫囑使用。

穴位按摩也能起到補腎健脾、疏肝理氣、培元固本、養血生精的作用。可對**關元穴**、**氣海穴**、**命門穴**、**腎俞穴**分別進行按摩，每次每個

穴位按摩三～五分鐘，不用在意按摩手法，方便的時候按摩按摩，長期堅持，能輔助改善男性生育功能。

下面幾個食療方也可以選用。

枸杞子燉鴿蛋：枸杞子、龍眼肉、西洋參各 15 克，五味子 10 克，鴿蛋 4 枚，白糖適量。將鴿蛋煮熟去殼後同枸杞子、西洋參、龍眼肉、五味子共燉，熟後加糖食用。每日一次。

枸杞黑豆糯米糊：黑芝麻、桑葚、枸杞子、黑豆、綠豆各 30 克，懷山藥（切片）60 克加水適量煮熟，再加糯米粉適量煮沸攪勻即成。每天食用半碗，五天為一個療程。

洋參枸杞海參粥：海參、枸杞子、懷山藥各 30 克，西洋參 15 克，糯米 200 克。將海參浸透，洗淨切片，煮爛；將糯米、西洋參、懷山藥、枸杞子煮成稀粥並與海參混合再煮片刻，調味食用，每天一次。

預防或治療男性不育，應養成良好的生活習慣：早睡早起，戒煙酒，積極參加體育鍛鍊。要加強自我保護的意識，如經常接觸放射性物質、高溫、毒物，應嚴格按照操作規範工作，最好能夠脫離此類工作半年後再生育。要注意對睪丸的保護，如避免長時間騎自行車、泡熱水澡、穿牛仔褲等。

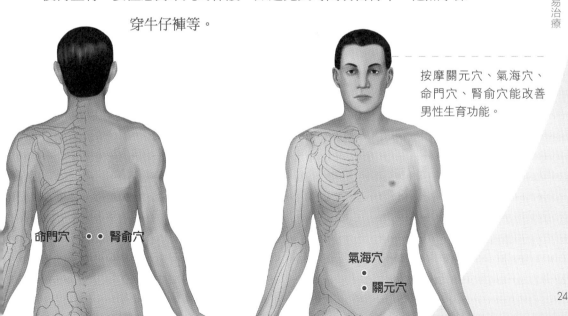

按摩關元穴、氣海穴、命門穴、腎俞穴能改善男性生育功能。

命門穴　●●　腎俞穴

氣海穴
●
●　關元穴

女性病症

| **女性不孕** | 補腎強腎，讓成功受孕成為可能

一般來說，凡是達到生育年齡的女性，夫妻雙方有正常性生活，配偶生殖功能正常，在未避孕的前提下同居兩年後仍未正常受孕，便可認為患了不孕症。不孕症的病因很多，如生殖器官病變（排卵障礙、輸卵管閉塞等），如是先天性生理缺陷（無子宮、無卵巢等）導致的不孕，非藥物所能解決。

中醫對不孕症的記載也比較早，夏商周時期的《山海經》中就有「鹿蜀佩之宜子孫」的記載，說明那時候已經有了治療不孕症的藥物。

中醫認為不孕症的發生主要由腎氣不足、肝郁氣滯導致沖任氣血失調而引起，確立了「求子之道，首先調經，沖任為本，重在肝腎」的指導思想。現代中醫認為「腎氣 _ 天癸 _ 沖任 _ 子宮」是女性的生殖軸，「腎虛證」的出現與下丘腦性生理功能紊亂密切相關，補腎疏肝、調理沖任的中藥調節性腺軸功能的作用水平在下丘腦，「腎主生殖」的功能與下丘腦對女性性腺軸功能調節作用密切相關。

腎虛引起的不孕症主要**有腎陰虛型不孕和腎陽虛型不孕兩種**。

腎陰虛引起的不孕症主要表現為婚後多年不孕，月經先期或正常，量少色鮮，面色晦暗，並伴有精神疲倦、腰膝痠軟，或者頭暈耳鳴、手足心熱等症。治療時宜滋陰補腎，調補沖任。方藥可選**養精種玉湯**加減。其組方為：知母 10 克、黃柏 10 克、白芍 10 克、川芎 10 克、

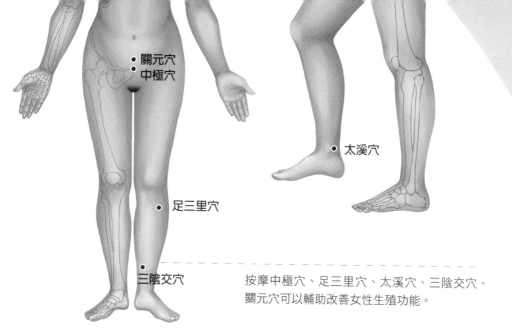

按摩中極穴、足三里穴、太溪穴、三陰交穴、關元穴可以輔助改善女性生殖功能。

山萸肉 10 克、生地黃 15 克、懷山藥 30 克、當歸 15 克、熟地黃 15 克、川斷 15 克、菟絲子 15 克、龜板 20 克、杜仲 16 克、桑寄生 20 克。每日一劑，水煎，服 5 劑停五天，每個月經週期服 15 劑。輸卵管不通者加雞血藤 15 克、路路通 10 克、穿山甲 15 克。也可選用中成藥**知柏地黃丸**或**無比山藥丸**治療，可參照說明書或遵醫囑使用。

腎陽虛引起的不孕症主要表現為婚後多年不孕，月經量少，色淡，週期延長，並伴有精神疲倦、腰膝痠軟，或頭暈耳鳴、畏寒怕冷等症。治療時宜益腎溫陽，調補沖任。方藥可選**毓麟珠**加減。其組方為：木香 10 克、白芍 10 克、川芎 10 克、炙甘草 10 克、高麗參 15 克、菟絲子 15 克、當歸 15 克、熟地黃 15 克、茯苓 20 克、鹿角霜 30 克、黃芪 30 克、白朮 15 克、杜仲 15 克。每日一劑，水煎，服五劑停五天，每個月經週期服十五劑。也可選用中成藥**右歸丸**、**金匱腎氣丸**或**艾附暖宮丸**治療，可參照說明書或遵醫囑使用。

食療的效果也不錯，我給大家推薦幾款食療方。

鮮海蝦炒韭菜：腰果 50 克、鮮蝦 250 克、鮮嫩韭菜 100 克。將韭菜

洗淨切成段，用油炒蝦、腰果，加入黃酒、醬油、醋、薑等調料後，再放入韭菜炒至嫩熟。常食有補虛助陽的功效，對不孕症有輔助治療作用。

益母杞歸煲雞蛋：益母草 30 克、當歸 15 克、枸杞子 15 克、雞蛋 2 隻。將上三藥用清水二碗煎取一碗，濾渣取汁；雞蛋煮熟去殼，刺數個小孔，用藥汁煮片刻，飲汁吃蛋。每週五次，一個月為一個療程，可以調經養血，使子宮恢復正常的功能，增強卵子排出，提高受孕機會。

蟲草杞芪烏雞：冬蟲夏草 10 克，枸杞子 30 克，黃芪 30 克，烏雞 1 隻，薑、蔥、胡椒粉、食鹽、黃酒適量。烏雞殺好洗淨，雞頭劈開後納入冬蟲夏草 10 枚紮緊，餘下的冬蟲夏草、枸杞子、黃芪與蔥、薑同入雞腹中，放入罐內，再倒入清湯，加鹽、胡椒粉、黃酒，上籠蒸二小時，出籠後去薑、蔥後即可食用。適用於腎陽虛引起的不孕。

也可以選擇**中極穴、足三里穴、太溪穴、三陰交穴、關元穴**等進行按摩，每次選擇數個穴位，不用在意按摩手法，方便的時候按揉按揉，能輔助改善女性生殖功能。

要想擁有良好的生育功能，女性朋友平時還應注意增強體質，增進健康，保持心態平和。對盆腔炎、附件炎等疾病，應進行積極治療。日常夫妻生活應注意避孕，儘可能避免人工流產，更應避免未婚先孕。

| 更年期症候群 | 腎虛是致病基礎

女性更年期症候群發生在絕經前後，「七七之年」（四十五到五十五歲左右），此時女性先天之氣逐漸衰微，天癸將竭，精氣不足，引起機體陰陽失衡，要麼導致腎陰不足，陰虛火旺，要麼導致腎陽虛衰，虛寒內生，要麼導致陰陽兩虛，進而出現一系列因臟腑經絡氣血功能紊亂而出現的症狀，如月經紊亂、頭暈目眩、面色潮紅、腰膝痠軟、

手足心熱、失眠心悸、體倦乏力、抑鬱多慮、情緒不穩等。腎虛是更年期症候群的致病基礎，所以要從根本上治療，必須養腎補腎。

更年期症候群**有腎陰虛證、腎陽虛證、腎陰陽兩虛證三種證型**。

腎陰虛型更年期症候群以頭暈目眩、心悸失眠、潮熱出汗、煩躁激動、腰酸腿痛等為典型症狀，伴有皮膚乾燥、口乾、便乾、瘙癢等症狀。如果選擇方藥治療，可用**左歸丸**加減。其組方為：生地黃 15 克、熟地黃 15 克、麥冬 15 克、山萸肉 10 克、枸杞子 10 克、白芍 10 克、茯苓 10 克、炙甘草 10 克、製何首烏 l0 克、龜甲 30 克、山藥 30 克、桑寄生 30 克。每天一劑，水煎取 600 毫升，分三次溫服。也可選用中成藥**左歸丸**或**六味地黃丸**治療，可參照說明書或遵醫囑使用。

腎陽虛型更年期症候群以多怕冷、自汗、腹脹、便溏、夜尿頻、月經量、腰酸背痛為典型的症狀。治療原則為溫腎扶陽，調養沖任。方藥可選**右歸丸**加減。其組方為：肉桂 5 克、山萸肉 10 克、枸杞子 10 克、製附子（先煎）10 克、鹿角膠（烊化）10 克、高麗參 10 克、白朮 10 克、甘草 10 克、菟絲子 15 克、熟地黃 15 克、山藥 15 克。每天一劑，水煎取 600 毫升，分三次溫服。也可選用中成藥**右歸丸**治療，可參照說明書或遵醫囑使用。

腎陰陽兩虛型更年期症候群可見頭暈耳鳴、煩躁失眠、烘熱汗出等腎陰虛證常見症狀，同時還可見怕冷、精神委靡、浮腫疲乏、腰酸背痛、自汗、腹脹、便溏、夜尿頻等腎陽虛證常見症狀。治療時宜滋陰補陽，調養沖任。方藥可選**二仙湯合二至丸**加減。其組方為：仙茅 l0 克、當歸 10 克、知母 10 克、黃柏 10 克、巴戟天 15 克、仙靈脾 15 克、女貞子 15 克、墨旱蓮 30 克、西洋參 10 克、麥冬 l0 克、山茱萸 10 克、當歸 10 克、五味子 10 克。每天一劑，水煎取 600 毫升，分三次溫服。

也可選用中成藥**金匱腎氣丸**治療，可參照說明書或遵醫囑使用。

食療也是不錯的選擇，大家可以參照下面幾個食療方在家自己做。

蓮子參芪百合粥：西洋參 10 克、黃芪 15 克、蓮子 30 克、百合 30 克、粳米 30 克同煮粥，每日早、晚各服一次。適用於絕經前後伴有心悸不寐、怔忡健忘、肢體乏力、皮膚粗糙患者。

歸圓甘麥飲：當歸身 10 克，桂圓肉 30 克，小麥 30 克，紅棗 10 枚，甘草 10 克，水煎，每日早、晚各服一次。絕經前後伴有潮熱出汗、煩躁心悸、憂鬱易怒、面色無華的患者服用效果更佳。

赤豆蓮子苡仁紅棗粥：紅棗 10 枚，赤小豆、蓮子、薏苡仁、粳米各 30 克，入鍋煮粥，每日一次。適用於更年期有肢體水腫、皮膚鬆弛、關節痠痛者。

懷杞棗葚湯：枸杞子 10 克、紅棗 10 枚、桑葚 15 克、懷山藥 30 克、瘦肉 300 克，共入鍋燉湯，每日飲湯一次。適用於更年期頭暈目眩、睏倦乏力、心悸失眠、飲食不香及面色蒼白者。

穴位按摩也能輔助治療更年期症候群，可選擇**三陰交穴**、**腎俞穴**、**神門穴**、**足三里穴**、**氣海穴**中的一個或數個穴位，方便的時候按摩一下，一般每次每個穴位按摩三～五分鐘，長期堅持，能有效緩解更年期症狀。

更年期女性應注重起居調養，注意勞逸結合，保證充足睡眠，做到生活有規律。應積極參加體育鍛鍊，主動做力所能及的家務，或者參加一些文化娛樂與體育的活動及社會活動，以豐富精神生活，增強身體素質。飲食上應少食辛辣及生冷製品，做到飲食有節。可以維持適度的性生活，這樣有利於生理和心理健康。由於更年期女性多情緒不穩定，容易激動煩躁，所以平時應儘量多與家人溝通，疏導新發生的

心理障礙，家人、朋友也應多給予理解、安慰，避免不必要的語言衝突和精神刺激。

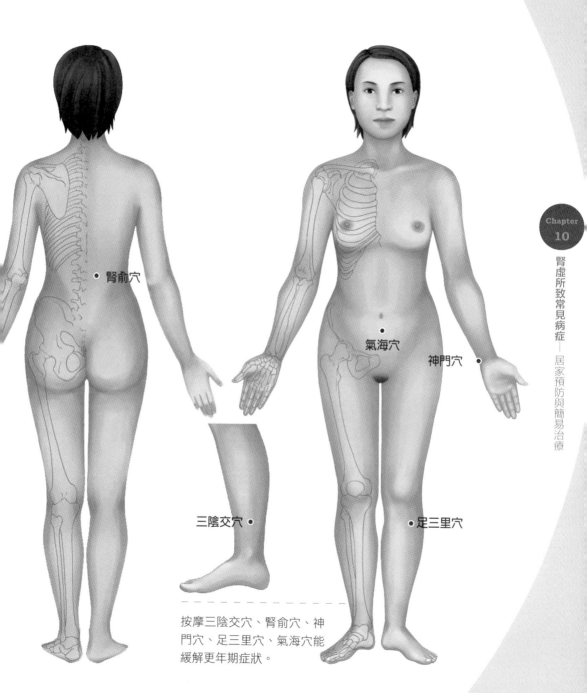

按摩三陰交穴、腎俞穴、神
門穴、足三里穴、氣海穴能
緩解更年期症狀。

養生腎為本

作　　者　肖相如
發 行 人　林敬彬
主　　編　楊安瑜
編　　輯　黃谷光
內頁編排　胡亞珍
封面設計　黃宏穎（日日設計）

出　　版　大都會文化事業有限公司
發　　行　大都會文化事業有限公司
　　　　　11051 台北市信義區基隆路一段 432 號 4 樓之 9
　　　　　讀者服務專線：（02）27235216
　　　　　讀者服務傳真：（02）27235220
　　　　　電子郵件信箱：metro@ms21.hinet.net
　　　　　網　　　址：www.metrobook.com.tw

郵政劃撥　4050529 大都會文化事業有限公司
出版日期　2013 年 12 月初版一刷
定　　價　350 元
I S B N　978-986-6152-92-4
書　　號　Health+49

©2012 China Light Industry Press
Chinese (complex) copyright © 2013 by Metropolitan Culture Enterprise Co., Ltd.
Published by arrangement with China Light Industry Press

4F-9, Double Hero Bldg., 432, Keelung Rd., Sec. 1, Taipei 11051, Taiwan
Tel:+886-2-2723-5216　Fax:+886-2-2723-5220
Web-site:www.metrobook.com.tw
E-mail:metro@ms21.hinet.net

國家圖書館出版品預行編目 (CIP) 資料

養生腎為本 / 肖相如　著 . -- 初版 . -- 臺北市：大都會文化，2013.12
256 面；23×17 公分 .
ISBN 978-986-6152-92-4 (平裝)

1. 腎泌尿系病證 2. 養生

413.345　　　　　　　　　　　　　　　　　　　102020811

大都會文化 讀者服務卡

書名：養生腎為本

謝謝您選擇了這本書！期待您的支持與建議，讓我們能有更多聯繫與互動的機會。
日後您將可不定期收到本公司的新書資訊及特惠活動訊息。

A. 您在何時購得本書：_____年_____月_____日

B. 您在何處購得本書：_____書店（便利超商、量販店），位於_____（市、縣）

C. 您從哪裡得知本書的消息：1. □書店2. □報章雜誌3. □電台活動4. □網路資訊
   5. □書籤宣傳品等6. □親友介紹7. □書評8. □其他_____

D. 您購買本書的動機：（可複選）1. □對主題和內容感興趣2. □工作需要3. □生活需要
   4. □自我進修5. □內容為流行熱門話題6. □其他_____

E. 您最喜歡本書的：（可複選）1. □內容題材2. □字體大小3. □翻譯文筆4. □封面
   5. □編排方式6. □其他_____

F. 您認為本書的封面：1. □非常出色2. □普通3. □毫不起眼4. □其他_____

G. 您認為本書的編排：1. □非常出色2. □普通3. □毫不起眼4. □其他_____

H. 您通常以哪些方式購書：（可複選）1. □逛書店2. □書展3. □劃撥郵購4. □團體訂購
   5. □網路購書6. □其他_____

I. 您希望我們出版哪類書籍：（可複選）1. □旅遊2. □流行文化3. □生活休閒
   4. □美容保養5. □散文小品6. □科學新知7. □藝術音樂8. □致富理財9. □工商管理
   10. □科幻推理11. □史地類12. □勵志傳記13. □電影小說14. □語言學習（_____語）
   15. □幽默諧趣16. □其他_____

J. 您對本書（系）的建議：_____
   _____

K. 您對本出版社的建議：_____
   _____

讀者小檔案

姓名：_____ 性別：□男□女 生日：____年____月____日

年齡：□20歲以下□20～30歲□31～40歲□41～50歲□50歲以上

職業：1. □學生2. □軍公教3. □大眾傳播4. □服務業5. □金融業6. □製造業
   7. □資訊業8. □自由業9. □家管10. □退休11. □其他_____

學歷：□國小或以下□國中□高中／高職□大學／大專□研究所以上

通訊地址：_____

電話：（H）_____（O）_____傳真：_____

行動電話：_____E-Mail：_____

◎如果您願意收到本公司最新圖書資訊或電子報，請留下您的E-Mail信箱。

養生
腎為本

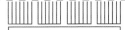

北 區 郵 政 管 理 局
登記證北台字第9125號
免 貼 郵 票

大都會文化事業有限公司
讀 者 服 務 部 收
11051台北市基隆路一段432號4樓之9

寄回這張服務卡（免貼郵票）
您可以：
◎不定期收到最新出版訊息
◎參加各項回饋優惠活動

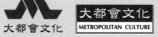

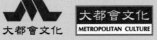